Klaus Oberbeil

BioKraft

Klaus Oberbeil

BioKraft

Von Tieren und Pflanzen lernen

Schlank wie ein Reh

Schön wie eine Rose

Munter wie ein Fisch im Wasser

Schlafen wie ein Murmeltier

Herbig

Die Informationen, Tipps und Hinweise in diesem Buch sind vom Autor nach bestem Wissen und Gewissen zusammengestellt und geprüft worden. Sie ersetzen aber bei bestehenden Beschwerden nicht die Konsultation eines Arztes oder eine anderweitige medizinische Betreuung.

Besuchen Sie uns im Internet unter
www.herbig-verlag.de

Umschlaggestaltung: Wolfgang Heinzel
Umschlagfoto: Okapia, Frankfurt
Satz und Herstellung: VerlagsService Dr. Helmut Neuberger & Karl Schaumann GmbH, Heimstetten
Gesetzt aus: 11/14,4 Punkt OptimaBQ
Druck und Binden: GGP Media GmbH, Pößneck
Printed in Germany
ISBN 3-7766-2468-X

INHALT

Von Tieren und Pflanzen lernen

Der Mensch ist ohne Zweifel die Krone der Schöpfung, ausgestattet mit einem Bewusstsein, das es ihm gestattet, in intelligenten Verknüpfungen zu denken, kreativ zu sein und Verstand in allerlei Hinsicht zu entwickeln. Er kann Auto fahren, ein Handy und einen PC bedienen, die Ausgaben für seinen Haushalt durchkalkulieren und im Reisekatalog das nächste Urlaubsziel heraussuchen.
Trotzdem sind ihm Tiere und Pflanzen in vielerlei Hinsicht überlegen. Sie leben gesünder, bleiben bis ans Lebensende jung, behalten stets ihr Idealgewicht, ihr wunderschönes Fell-, Feder- oder Schuppenkleid und ihre üppig junge Zellstruktur – allesamt Eigenschaften, um die wir unsere Mitgeschöpfe auf der Erde beneiden. Wenn Biologen die Körperzellen eines alten Känguruhs mit denen eines Jungtiers vergleichen, finden sie keinen Unterschied. Das Gewebe einer kleinen Amsel ist immer durch ein perfekt genährtes Immunsystem geschützt, die Zellen eines Dornenstrauchs verarbeiten Nährstoffe in einem optimal wirksamen Stoffwechsel. Welcher Unterschied zu uns Menschen: Die Zellen eines Teenagers sehen unterm Mikroskop noch jung und unversehrt aus, die Zellen der meisten Erwachsenen ab 35 Jahren aber bereits welk, alt und geschrumpft.
Ganz offensichtlich sind Pflanzen und Tiere in freier Natur mental und körperlich jederzeit »gut drauf«. Daher kön-

nen wir Menschen von einer Stubenfliege, einer Forelle, einer Gazelle oder einem Vergissmeinnicht viel lernen. Wenn wir Tieren und Pflanzen mit Liebe und Neugierde begegnen, verraten sie uns ihre Geheimnisse für Schönheit und jugendliche Gesundheit. Um hübsch auszusehen, schlank zu sein und uns wohl zu fühlen, brauchen wir dann weder ein Fitnessstudio noch einen Kosmetiksalon, keine Anti-Falten-Cremes, Haarfestiger, Beruhigungspillen, Schlaftabletten oder Abführmittel.

Vorbild Natur

Vor vier Milliarden Jahren war die Erde ein Planet ohne Leben. Dann entwickelten sich in den Weltmeeren Einzeller, Bakterien, Algen und andere Pflanzen. Im Laufe der Jahrmillionen entstanden größere Pflanzen und Tiere, sie besiedelten nach und nach das Land, nutzten die Bedingungen ihrer neuen Heimat, um sich genetisch anzupassen und eine unermessliche Vielfalt von rund 400 000 Pflanzenarten und fast ebenso vielen verschiedenen Tiergattungen hervorzubringen. Vor rund 400 Millionen Jahren entwickelten sich die ersten Säugetiere, vor rund 300 000 Jahren die Menschen – aus dem genetischen Potenzial der Schimpansen.
So lange gibt es uns also noch gar nicht. Von unserer Herkunft, unseren Erbanlagen her sind wir immer noch Tiere, freilich ausgestattet mit einem menschlichen Verstand. Unsere Körperzellen ähneln aber immer noch jenen der Pflanzen und gleichen zu 98 Prozent jenen der Schimpansen. Der Salzgehalt unserer Körperflüssigkeiten wie Speichel, Blut oder Lymphe ist mit 0,9 Prozent nach wie vor identisch mit jenem der Ozeane. Unsere Körperzel-

len saugen nach demselben Prinzip Nährstoffe auf, wie es die Zellen der Dinosaurier, Erdwürmer, Mollusken oder der ersten Schildkröten vor vielen Millionen Jahren taten. Schließlich sind ja auch die Nährstoffe dieselben geblieben: Vitamine, Spurenelemente, Mineralien, Eiweiß, Kohlenhydrate, Fettsäuren und Wasser.
Im Grunde hat sich nicht so außerordentlich viel verändert. Unser Genotyp, die Summe unserer rund 30 000 aktiven Gene, existiert nach wie vor in perfekter Anpassung an die Natur, die weiterhin unser Vorbild ist. Moderne High-Tech-Analysegeräte ermöglichen uns abenteuerliche Reisen in die rätselhafte Welt unseres eigenen Innenlebens. Wissenschaftler blicken seit Beginn des neuen Jahrtausends wie durch ein großes Schaufenster mitten in unsere Zellen hinein. Hier offenbaren sich die Wunder der Natur, unsere komplizierte Zellstruktur – aber auch die verblüffend simplen Mechanismen, mit denen die Natur unsere Jugendlichkeit, unsere mentale und körperliche Gesundheit steuert.

Schlank wie ein Reh, Nerven wie ein Grizzlybär

Mit dem rasanten Siegeszug der modernen Gesundheitsforschung eröffnen sich neue Einblicke und Einsichten in die Entstehung und mögliche Behandlung von Befindlichkeitsstörungen, Beschwerden und Krankheiten. Viel von dem, was noch vor drei, vier Jahren in Arztpraxen als gültiges Therapieprinzip galt, ist inzwischen überholt, ganz egal, ob es sich um die Behandlung von Schlafstörungen, depressiven Verstimmungen, Neurodermitis oder Magen-Darm-Störungen handelt.
Auch in der klassischen Schulmedizin geht der Trend zu

natürlichen Therapiemethoden. Neue Fragen stellen sich: Warum erkälten sich Füchse nicht? Warum haben Grizzlybären so bewundernswert robuste Nerven? Warum schlafen Tiere in einer Sekunde ein und wachen innerhalb einer halben Sekunde frisch und unternehmungslustig wieder auf? Warum werden Antilopen nicht fett? Wie schaffen es Brennnesseln, Heidekraut, Rotbuchen oder Lupinen, sich so perfekt auf den Wechsel von Sonne, Dunkelheit, Kälte, Hitze oder Frost einzustellen, sich gegen Bakterien, Pilze und andere Parasiten zur Wehr zu setzen? Was können wir Menschen von all diesen großartigen Geschöpfen lernen, um zu unserer eigentlichen jugendlichen Kraft, zu Optimismus, einem gesunden Körper, zu einem harmonischen Leben zurückzufinden?
Dieser neuartige Ratgeber beantwortet alle diese Fragen. Er macht deutlich, welche Fehler wir im Umgang mit uns selbst begehen, was uns krank, übergewichtig und unglücklich macht. Und er bietet konkrete Programme, führt Schritt für Schritt zu einem neuen, erfüllteren Leben.

KAPITEL 1:

Naturprodukt Mensch – Das betriebsame Leben unserer Körperzellen

- Unser Alltagsverhalten steht unserem genetischen Programm oft entgegen
- Unsere Zellen brauchen ständig Biostoffe, um zu funktionieren
- Mitochondrien sind die Kraftwerke der Zellen
- In den Ribosomen werden die Eiweiße zusammengebaut
- Das Erbgut lagert in den Zellkernen
- Gene bestimmen unser ganzes Leben
- Stringent-Faktoren kontrollieren die Nährstoffkonzentration in den Zellen

1 Das geheime Leben im Inneren unseres Körpers

Obwohl jeder von uns stolzer Besitzer eines menschlichen Körpers ist, wissen wir doch erstaunlich wenig darüber, wie es in unserem Inneren aussieht. Vor dem Badezimmerspiegel sehen wir stets nur unser äußeres Erscheinungsbild: das Gesicht, den Hals, Rumpf, Arme und Beine. Das betriebsam-aufregende Stoffwechselleben unserer rund 70 Billionen Körperzellen bleibt uns dagegen verborgen.

Das ist eigentlich schade, denn unser Körper und unser Geist bilden eine wundervolle, in beispielhafter Ordnung funktionierende Einheit. Dies freilich nur, solange wir uns so verhalten und ernähren, wie es in unseren Genen, den Erbanlagen, vorprogrammiert ist. Tiere und Pflanzen halten sich daran: Sie nehmen ausschließlich gesunde Nahrung auf und stellen sich konsequent auf den Wechsel von Stress und Ruhephasen ein. Unter Stress sind sie also hochaktiv, aber in den Ruhephasen zwischendurch erholen sie sich jeweils perfekt. Jede Fliege, die scheinbar tot an der Wand klebt, demonstriert uns das: Nach wilden Zickzackflügen auf der Suche nach Futter und auf der Flucht vor Feinden erholt sie sich instinktiv in totaler Entspannung.

Wir Menschen haben uns daran gewöhnt, unseren Alltag mit dem Verstand zu planen. Doch der Verstand steht dem natürlichen Verhaltensinstinkt nicht selten im Wege,

stört die genetischen Bedürfnisse unserer Zellen oft erheblich. Anstatt dass wir sie mit Nährstoffen aufpäppeln und anschließend in Ruhe lassen, lassen wir sie hungern und dursten und belasten sie zusätzlich mit massivem Stress.
Die Folge sind zwangsläufig Befindlichkeitsstörungen mit zunächst scheinbar harmlosen Anzeichen wie innere Unruhe, Hautjucken, Darmträgheit, Schlafstörungen, Muskelschwäche. Doch wenn wir über Jahre oder Jahrzehnte hinweg ungesund leben, treten Beschwerden, schließlich Krankheiten auf. Sie entstehen immer dann, wenn unser Organismus zu sehr belastet und unzureichend ernährt wird.

Die Natur kennt keinen Wandkalender

- Die Natur kennt keinen Zeitbegriff, keine Küchenuhr, keinen Stundenzeiger. Sie kennt auch keine Krankheiten, sondern unterscheidet ausschließlich zwischen gut genährten und demnach jungen sowie schlecht genährten und demnach alten Körperzellen. Danach bestimmt sie unser biologisches Alter.
- Weil sich Tiere und Pflanzen gesund ernähren und verhalten, bleiben ihre Zellen stets jung. Der Sterbeprozess von Tieren in freier Natur vollzieht sich am Ende ihres Lebens meist sehr rasch. Wenn im Herbst ein halbwelkes Blatt vom Baum fällt, sind die Zellen in den grünen Blattteilen immer noch unversehrt und jung. Erst nach und nach werden sie von freien Radikalen abgetötet.
- Der gesundheitliche Zustand unserer Körperzellen schwankt praktisch ständig, von Stunde zu Stunde oder gar von Minute zu Minute – je nachdem, wie wir geschlafen, was wir gegessen haben, wie sehr wir unter Stress stehen.

Dementsprechend eilt unsere biologische Altersuhr dahin, dreht sich in Stunden erholsamen Schlafs aber ebenso wieder zurück. Wenn wir dann morgens vorm Spiegel stehen, sehen wir ausgeruht und jünger aus. Und wir sind auch tatsächlich jünger geworden.

- »Wer mit 50 Jahren aussieht wie 50, ist selbst schuld«, sagen moderne Zellforscher. »Mit 50 Jahren aussehen wie 35 ist kein Problem.« Wir brauchen uns dabei nur an das Vorbild der Tiere zu halten, die ihre Zellen nicht so verkümmern lassen und bis an ihr Lebensende fit und gesund bleiben.

---

2 Die Zellen – Wunder der Natur

Jeder Mensch hat rund 70 Billionen Körperzellen und jedes dieser winzigen Bausteinchen des Lebens besteht wiederum aus Millionen Einzelteilen: Werkstätten für Eiweißmoleküle, Energiebrennkammern, Müllentsorgungsstationen, Enzymfabriken, Rezeptoren für das Andocken von Nährstoffen, Transportkanälchen und vieles mehr. So eine Zelle ist durchaus vergleichbar mit einer betriebsamen Großstadt wie Berlin.

Jede Zelle hat ihren eigenen Stoffwechsel – und der soll nach Möglichkeit auf vollen Touren laufen und nicht nur träge dahindümpeln, wie dies bei vielen Menschen der Fall ist. Dies funktioniert aber nur, wenn Zellen ständig übers Blut mit Biostoffen versorgt werden, und dies Tag und Nacht, in jeder Sekunde. Zellen haben ständig Hunger nach Vitaminen, Eiweißbausteinen usw., vor allem aber auch nach Wasser. Denn ihr so genanntes Zytoplasma, ihr flüssiges Inneres, besteht zu einem Großteil aus Wasser. In ihm schwimmen die Zellbestandteile, gehalten nur von einem feinen Zellgerüst.

In erster Linie benötigen unsere Körperzellen Verständnis für die atemberaubenden Vorgänge, die sich in ihnen abspielen. Um zu begreifen, was in unserem Inneren vorgeht, wollen wir einen Blick in so eine Zelle werfen. Dann können wir auch schnell beurteilen, was dazu beiträgt, dass Zellen und damit der gesamte Organismus ein Leben lang jung und aktiv bleiben. Interessant ist übrigens, dass sich die Zellen von Menschen und Tieren nur geringfügig unterscheiden. Und auch Pflanzenzellen sind ihnen in ihrem Aufbau und in ihrer inneren Struktur ähnlich. Wir dürfen die Zellen dieser unserer Mitbewohner auf der Erde also durchaus als Vorbild für den gesundheitlichen Zustand unseres eigenen Gewebes heranziehen.

Die Zellmembran

Eine gesunde Zelle gleicht einer saftigen Tomate, sie ist also üppig voll gepumpt mit Zellwasser. Tomaten haben eine ölig-fette Schale, damit die Frucht ihr Wasser nicht verliert und nicht austrocknen kann. Bei unseren Zellen ist es nicht anders. Ihre Außenhaut, die Zellmembran, besteht aus zwei fetthaltigen und eiweißreichen Schichten mit unzähligen winzigen Poren, durch die keine Flüssigkeit austreten kann. Gleichzeitig schützt diese Membran die Zelle und sorgt dafür, dass nur solche Moleküle oder Partikel in die Zelle eindringen können, die für deren Gesundheit wichtig sind.

Dies hat die Natur schon vor vielen hundert Millionen Jahren so eingerichtet, auch bei den Tieren und Pflanzen. Wäre dies nicht der Fall, wären alle Lebewesen und Pflanzen ja hilflos krankheitserregenden Parasiten, Viren, Bakterien oder freien Radikalen ausgeliefert. Gesunde Zellmembranen sind also Garant dafür, dass unsere paradiesische Erde so reich, lebendig und bevölkert ist.

Viele Menschen sind deshalb oft müde, nervös oder krank, weil sich die Schutzmembranen ihrer 70 Billionen Körperzellen in einem erbarmungswürdigen Zustand befinden. Die Zellmembranen bilden immerhin eine wichtige Barriere zwischen der so genannten extrazellulären Flüssigkeit, in der alle Zellen schwimmen bzw. schweben, und dem Zytoplasma, dem wasserreichen Inneren der Zelle. Gleichzeitig muss die Zellmembran also so durchlässig sein, dass Nährstoffe durch sie hindurch in die Zelle eindringen und Zellmüll abtransportiert werden kann. Eine knifflige Aufgabe, die die Natur auf großartige Weise gelöst hat.

Cholesterin ist bedeutender Bestandteil der Zellmembran. Damit dieser fettähnliche Stoff im Körper nicht von freien Radikalen zerstört und ranzig wird, sind essenzielle Fettsäuren sowie viel Vitamin C als Schutzfaktor notwendig. Fischöle und fettreiche Pflanzen wie Avocado, Oliven, Hülsenfrüchte, Mais, Nüsse oder Kerne helfen beim Aufbau jugendlich gesunder Zellmembranen mit. Vitamin C ist reichlich in frischem Obst und Gemüse enthalten.

Rezeptoren: Mini-Eingänge für Biostoffe

- So eine winzige Zellmembran ist gespickt mit Hunderttausenden Miniatur-Eingängen, den Rezeptoren, die jeweils auf einen bestimmten Nährstoff oder ein Hormonmolekül programmiert sind. So muss etwa ein Vitamin-C-Molekül an seinem speziellen Rezeptor andocken und um Einlass bitten. Innerhalb von Sekundenbruchteilen wird dann überprüft, ob dieses Molekül in die Zelle hineindarf – erst dann öffnet sich sein Eingang. Dieser Mechanismus funktioniert bei allen Zellen gleich.
- Weil es viele lebenswichtige Nährstoffe, Hormone und andere Substanzen gibt, verfügt so eine Zellmembran natürlich über eine Fülle unterschiedlicher Rezeptoren, z. B. für Glukoseteilchen (die kleinste Einheit der Kohlenhydrate), für

Cholesterin, für Stresshormone oder für Insulin, ein Hormon der Bauchspeicheldrüse. Außerdem für eine Fülle von Enzymen oder auch für Fettsäuren, die als Rohstoff für die Befeuerung der winzigen Zellenergie-Brennkammern dienen.

- Eine Sonderrolle spielen fetthaltige Moleküle wie die Vitamine A, D, E und K, die gar nicht erst lange an einem Rezeptoreingang anklopfen müssen, sondern von ganz alleine durch die Zellwand hindurchschlüpfen. Diese Moleküle zählen nämlich zu den Lieblingen der Natur: Die Vitamine A und D werden in den Zellkernen dringend gebraucht, wo sie praktisch alle Vitalimpulse stimulieren. Vitamin E ist wichtiger Immunschutzfaktor in der fetthaltigen Membran selbst. Und Vitamin K ist als Gerinnungsfaktor unerlässlich, wenn es darum geht, Blutungen zu stillen.
- Nicht zuletzt haben auch die Schilddrüsenhormone so ein Dauervisum ins geschäftige Innere aller Zellen und auch noch gleich durch die Schutzmembran rund um den Zellkern. Auch dies hat die Natur bei Tieren und Menschen fein ersonnen: Die Schilddrüsenhormone Thyroxin und Trijodthyronin sind nämlich so etwas wie das Streichholz, mit dem die kleinen Energiefeuer in den Zellen entfacht werden.

Mitochondrien: Wo die Zellenergie entsteht

Diese winzigen, großzügig im wässrigen Inneren der Zelle verteilten Energieöfen sind ein wahres Wunder der Natur. In ihnen werden Glukosemoleküle oder Fettsäuren zu Körperenergie verheizt. In milliarden- oder billionenfacher Vergrößerung könnte einen so ein Mitochondrium in Angst und Schrecken versetzen, denn hier herrscht ein unbeschreibliches Feuerinferno, eine Art Elektronengewitter, vergleichbar etwa mit der Glut, die im Feuerball der Sonne herrscht.

Je gesünder wir uns ernähren und je mehr wir uns in sauerstoffreicher Luft bewegen, desto zahlreicher, größer und leistungsfähiger werden unsere Mitochondrien. Kinder verfügen über besonders viele und üppige solcher Kraftwerke in ihren Zellen, deshalb bersten sie auch den ganzen Tag vor Energie und Unternehmungslust. Dasselbe gilt für Tiere, deren Mitochondrien stets ein Maximum an Zellleistung und damit einen optimalen Stoffwechsel ermöglichen.

Auf Stress, Mangelernährung, Schlaf- und Sauerstoffdefizite reagieren unsere Zellen innerhalb von Sekunden, indem sie den Zellstoffwechsel drosseln. Und weil bei niedrigerem Zellstoffwechsel weniger Energie benötigt wird, schrumpfen die Mitochondrien – und sie werden in Massen abgebaut. Innerhalb weniger Sekunden können einer Zelle auf diese Weise mehr als ein Viertel ihrer Mitochondrien verloren gehen, z. B. nach dem jähen, massiven Stress eines Beinaheunfalls auf der Autobahn, der einen erheblichen Teil aller Nährstoffreserven aus den Körperzellen frisst. Dann fühlen wir uns sofort schlapp, wir haben weiche Knie, sind fix und fertig.

In solchen Fällen extremer Stressbelastung – auch nach einer heftigen Auseinandersetzung mit dem Partner oder wenn es am Arbeitsplatz oder daheim im Haushalt drunter und drüber geht – braucht unser Organismus erst einmal Ruhe. Mitochondrien müssen neu aufgebaut werden, damit überhaupt wieder Zellenergie entstehen kann. Nur so können wir schließlich die Herausforderungen des Alltags meistern. Auch dies können wir von Tieren und Pflanzen lernen.

Die Energiefabriken in den Zellen

- Mitochondrien, die Power-Fabriken, sind nur bakteriengroß und verfügen über eine eigene äußere und innere Membran. Die äußere feine Hülle ist fest und undurchlässig, die innere gefaltet, um eine möglichst große Oberfläche zu erreichen. Dadurch können sich in ihr eine unermessliche Fülle von Enzymen, Vitaminen und anderen Hilfsstoffen sammeln, die für ein tüchtiges Energiefeuer nötig sind. Je mehr solcher Biostoffe vorhanden sind, desto leistungsfähiger ist die Energiefabrik.
- Aufgabe der Mitochondrien ist es, ATP zu erzeugen (Adenosin-Triphosphat), die eigentliche Energiesubstanz des Körpers. Zu diesem Zweck müssen sie eine Art elektronisches Feuerinferno entfachen. Sie benötigen dazu viel Glukose bzw. Blutzucker oder aber Fettmoleküle als Brennstoff. Und weil ein Feuer nur mit Hilfe von Sauerstoff brennt, benötigen sie natürlich auch viel von diesem Lebenselement.
- Die Formel ist also ganz einfach: viel Blutzucker, Fett, Sauerstoff plus Hilfsstoffe – und die Energieproduktion läuft auf vollen Touren, wir fühlen uns fit und leistungsfähig. Weil Wildtiere sich ständig im Freien aufhalten, tanken sie bis zu 200-mal mehr Sauerstoff als so mancher menschliche Stubenhocker. Gute Voraussetzung natürlich für die körpereigene Produktion von viel Zellenergie.
- Pflanzenzellen unterscheiden sich von Menschen- oder Tierzellen vor allem dadurch, dass sie anstelle von Mitochondrien so genannte Plastide haben, in denen sie ihre eigenen Lebensstoffe herstellen, wie z. B. die Kohlenhydrate.
- Interessant ist übrigens, dass Mitochondrien seit Hunderten von Millionen Jahren ihre eigenen Erbanlagen produzieren, die stets nur von der Mutter an das Kind weitergegeben werden. Die Mitochondrien-Gene eines menschlichen Vaters haben also keinen Einfluss auf die Herstellung der

kleinen Zellkraftwerke in seinen Nachkommen. Es bleibt ein Rätsel der Natur, dass alles Leben auf Erden letztlich von Frauen kontrolliert wird, bei Tieren ebenso wie bei Menschen – vergleichbar mit dem einzigartigen Vitamin-D-Molekül, das als Sendbote der Sonne über 150 Millionen Kilometer hinweg aus unseren Zellkernen heraus alle Lebensimpulse stimuliert.

Die Montagehallen der Zellen: Ribosomen

Unsere Zellproteine werden nach den in unseren Genen gespeicherten Bauplänen aus einzelnen Eiweißbausteinen zusammengesetzt. Die »Montage« erfolgt in winzigen zelleigenen Fabriken, den Ribosomen. Je tüchtiger und aktiver eine Zelle ist, desto mehr Ribosomen entwickelt sie und desto mehr Eiweißmoleküle stellt sie her. Entscheidende Faktoren dafür sind Ernährung, Bewegung und Ruhe – dieses Trio bestimmt seit Urzeiten alles Leben auf der Erde.

Weil Muskelzellen besonders aktiv sind, benötigen sie auch die meisten Ribosomen. Jede einzelne Herzmuskelzelle eines gesunden Menschen verfügt über etwa 200 000 solcher Eiweißfabriken. Ist ein Mensch aber träge, bewegt sich wenig, ernährt sich von Currywurst mit Pommes und Limo und schläft außerdem wenig, sinkt die Anzahl der Ribosomen in seinen Herzmuskelzellen: zunächst auf vielleicht 100 000, dann 70 000, 40 000 oder noch weniger. Als Folge davon ist das Herz nicht mehr leistungsfähig, bei Belastung kommt es zu Beschwerden.

Wir Menschen lassen unsere Zellen nur zu oft verkümmern, unser Eiweiß-Status ist oft katastrophal schlecht, es fehlt an Hilfsstoffen, die für den Zusammenbau von Zellproteinen unerlässlich sind. Kein Wunder, wenn wir dann chronisch müde, nervös, reizbar, lustlos, verzagt, schlapp und kraftlos sind. In Kapitel 3 »Die Natur als Vorbild nutzen: Die Programme im Einzelnen« ab Seite 59 können Sie nachlesen, was Sie tun können, um Ihre Körperzellen mit Nährstoffen aufzupäppeln und dadurch mehr Lebenskraft zu entwickeln.

Das Wunderwerk der Ribosomen

- Eine schlanke Figur beginnt in diesen Eiweißwerkstätten der Ribosomen, ebenso wie Lebensfreude, eine schöne Haut oder kräftige Muskeln. Ribosomen sind winzig, nicht größer als ein ausgewachsenes Molekül. Hunderttausende »Heinzelmännchen« tragen ihnen im großen wässrigen Inneren der Zelle unermüdlich Aminosäuren zu, die Eiweißbausteine. Die verknüpfen sie dann zu Zellproteinen.
- Es gibt insgesamt 20 verschiedene Aminosäuren. Wenn nur eine einzige von ihnen fehlt, können Ribosomen nur noch beschränkt Zellmoleküle basteln, die jeweils aus bis zu Tausenden von Eiweißbausteinen bestehen. Das ist vergleichbar mit einem Zuckerbäcker, der seine Arbeit unterbrechen muss, weil ihm gerade ein bestimmtes Gewürz fehlt.
- Man kann sich Aminosäuren wie Perlen in unterschiedlicher Farbe vorstellen: blau, weiß, rot, gelb, pink usw. Wenn nur eine Farbe fehlt, z. B. Grün, können keine Eiweißmoleküle mehr zusammengesetzt werden, für deren Herstellung grüne Perlen benötigt werden – ähnlich einer Schreibmaschine, bei der ein Buchstabe fehlt. Auch dann können zahllose Wörter nicht mehr zu Papier gebracht werden. Bei Tieren in freier Natur funktionieren stets alle Buchstabentasten. Ihre Zellen

verfügen in jeder Phase über einen Reichtum an sämtlichen farbigen Perlen.

- Bei uns Menschen sieht dies leider anders aus. Da fehlt es an Farben, an Buchstaben. Dies registrieren so genannte Stringent-Faktoren in der Zelle mit äußerster Wachsamkeit. Sie melden den Mangel an den Zellkern – und der drosselt daraufhin den Zellstoffwechsel, oft um 40, 50, 65 Prozent. Die Folge: mentale und körperliche Leistungsschwäche.
- Die kleinen Montagewerkstätten der Zelle sind darüber hinaus auf eifrige Zuarbeiter beim Zusammenbau von Proteinen angewiesen: Vitamine, Enzyme, Spurenelemente usw. Das wichtigste unter ihnen ist das Vitamin B6, das insbesondere in Soja- und Tofuprodukten, Leber, Fisch, Muskelfleisch, Avocado, Blattgemüse, Vollkornprodukten, Bananen und Walnüssen reichlich enthalten ist. Eine ausgewogene Eiweißversorgung der Zellen reicht also beileibe nicht aus. Bei einem Defizit z. B. an Vitamin B6 können Nahrungsproteine gar nicht ausreichend verwertet werden, es kommt zu Mangelerscheinungen und Beschwerden.

Hauptquartier Zellkern: Mittelpunkt allen Lebens

Gesundheit entsteht immer aus dem Zellkern, dem so genannten Nukleus, heraus. Dies ist seit Millionen Jahren bei allen Menschen, Tieren und Pflanzen so. Der Zellkern ist der wohlbehütete, kostbare Schatz, der alle Erbinformationen enthält und an künftige Generationen weitergibt. Deshalb ist jeder Apfelkern einzigartig, jede Erbse, jedes Mohnkorn und natürlich auch jeder tierische oder menschliche Zellkern.

Zellen sind schon unendlich winzig, aber der Zellkern noch mehr. In ihm stecken die Chromosomen, die unsere Erbanlagen in Form von Genen enthalten. In jedem Zellkern jedes Menschen stecken 23 Chromosomenpaare: 23 Chromosomen haben wir von unserer Mutter geerbt, 23 von unserem Vater. Die Chromosomen enthalten den Genotyp des jeweiligen Individuums; mit Phänotyp bezeichnet man dagegen die äußerliche Ausprägung ererbter Eigenschaften, wie blond oder schwarzhaarig, musisch oder technisch veranlagt, hoch oder eher klein gewachsen.

Chromosomen sind lange, fadenförmige Moleküle, die als Desoxyribonukleinsäure (DNS) bezeichnet werden. Man kann sie sich als extrem lange Strickleitern mit rund dreieinhalb Milliarden Sprossen vorstellen, die dann so eng verknäuelt werden, dass 46 von ihnen in einen unendlich winzigen Zellkern passen. Auf diesen Strickleitersprossen breiten sich die Gene aus. Manche dieser Erbgutträger erstrecken sich über wenige hundert Strickleitersprossen, andere wieder über 100 000 oder mehr. Das längste bekannte Gen ist das Dystrophin-Gen auf dem X-Chromosom, das unsere Muskeln wachsen lässt. Es belegt mehr als drei Millionen Strickleitersprossen auf dem Chromosom.

Könnte man die 46 DNS-Moleküle einer einzigen Körperzelle aneinander knüpfen, wäre dieses Fadenmolekül 1,80 Meter lang. Würde man sämtliche Chromosomen-Moleküle aus allen 70 Billionen Körperzellen eines Menschen miteinander verbinden, entstünde ein DNS-Faden, der so lang ist, dass man ihn mehrere tausend Mal um Sonne und Erde herumwickeln könnte – eine unvorstellbare Leistung der Natur.

Gene – die Manager unserer Gesundheit

- Das Prinzip des Zellkerns und seiner Gene ist bei allen Pflanzen, Tieren und Menschen gleich. Es gab der Natur ursprünglich die Möglichkeit, aus Einzellern Bakterien, Algen, Farne, Ameisen, Elefanten und schließlich auch Menschen entstehen zu lassen, jeweils in Anpassung an veränderte räumliche oder klimatische Verhältnisse. Eine Amphibie, die an Land kroch, musste sich anpassen können, andere Beißwerkzeuge, Körperbehaarung oder vielleicht auch längere Beine entwickeln, um unter den veränderten Bedingungen lebensfähig zu sein.
- Auf diese Weise entwickelte sich auch der Mensch, aus demselben Erbmaterial heraus, aus dem eine Sonnenblume, ein Maulwurf, ein Hund oder eine Bergfichte entsteht. Von unserer genetischen Grundausstattung her sind wir Menschen immer noch Tiere oder gar Pflanzen. Und weil die beiden Letzteren sich gesünder ernähren und vernünftiger verhalten als die meisten von uns, können wir viel von ihnen lernen.
- Zum Beispiel, dass zu viel Stress alt und krank macht. Unsere Vorfahren, die Neandertaler, arbeiteten täglich nur rund drei Stunden, beim Fischfang, bei der Knollensuche – die übrige Zeit des Tages lagen sie im Gras, lachten viel und spielten mit den Kindern. Neandertaler ernährten sich wie die Tiere ausschließlich von naturbelassenen Lebensmitteln – schließlich gab es damals noch keine Tiefkühltruhen oder Mikrowellen, keine Fischstäbchen, Pommes frites, Cola in Eineinhalb-Liter-Flaschen oder süße, fette Mohrenköpfe.

3 Körperzellen geben ihre Geheimnisse preis

Physiologisch, also mit den Augen der Natur betrachtet, ist der Mensch – ebenso wie Tiere und Pflanzen – nichts anderes als eine Ansammlung von mehr oder weniger gleichartigen Zellen. Demnach funktioniert auch unsere Gesundheit nicht viel anders als jene der Tiere oder der Pflanzen. Unsere moderne Gesundheitsforschung vermittelt uns inzwischen Einblicke in den Körper im so genannten nanomolekularen Bereich, das heißt im Bereich von billiardstel Gramm. Was so viel bedeutet, als dass Wissenschaftler sich quasi wie mit einer Lupe im Inneren unserer Körperzellen umgucken und dabei allerlei Geheimnisse enträtseln können.

Dies hat den Vorteil, dass wir heutzutage nicht mehr unbedingt auf das Gesundheitslexikon angewiesen sind, um mehr über uns herauszufinden. Wir können Tiere und Pflanzen unmittelbar als Vorbild heranziehen, also jene Geschöpfe auf Erden, die sich noch optimal ernähren, die sich physiologisch ein Leben lang richtig verhalten. Sie beantworten uns Fragen wie: Wie werde und bleibe ich schlank? Was macht meine Nerven stark? Wie schlafe ich endlich wieder gut ein und durch? Wie bringe ich meine durcheinander geratene Verdauung wieder in Ordnung? Wie bekomme ich eine schöne Haut, festes Haar und glatte Nägel?

Es genügt vollkommen, wenn wir uns mit liebevollem Interesse den Tieren und Pflanzen zuwenden, sie verraten uns die Geheimnisse ihrer eigenen Körperzellen – und damit auch die Geheimnisse unserer Gesundheit.

Neu entdeckt: Stringent-Faktoren

- Die so genannten Stringent-Faktoren befinden sich in den Körperzellen und registrieren bis aufs Molekül genau den jeweiligen Bestand an Nährstoffen wie Vitaminen, Mineralstoffen, Aminosäuren, Sauerstoff oder Wasser. Sie repräsentieren das womöglich bedeutendste Wunder der Natur: ihre vollendete Sparsamkeit. Denn noch nie seit Beginn der biologischen Evolution vor vier Milliarden Jahren hat die Natur auch nur ein einziges Molekül sinnlos verschwendet.
- Bevor die Ribosomen in den Körperzellen nämlich damit beginnen, ein Protein aus Eiweißbausteinen zusammenzubauen, müssen erst sämtliche dafür notwendigen Einzelteile vorhanden sein. Nicht nur die benötigten »Perlen« für die neue Molekülkette, die Aminosäuren, sondern auch sämtliche Hilfs- und Nährstoffe, die für das Verbinden der Eiweißteilchen zu einem Zellprotein notwendig sind. Vergleichbar mit einer Hausfrau, die ein Gericht nach Kochbuch zubereiten will und zunächst sämtliche benötigten Zutaten auf dem Küchentisch bereitstellt: Butter, Salz, Kartoffeln, Spinat, Muskat, Sahne und was sonst noch gebraucht wird.
- Wenn Nährstoffe fehlen, läuft der Zellstoffwechsel nicht mehr auf vollen Touren, sondern er gerät ins Stottern, dümpelt träge dahin. Immer dann, wenn wir müde, unruhig, verzagt, mental oder körperlich schlapp oder auch unausgeschlafen sind, haben Gene nach einem Hinweis der Stringent-Faktoren den Zellstoffwechsel gedrosselt. Und das nicht nur in einer einzigen, sondern in allen unseren rund 70 Billionen Körperzellen. Dies kann innerhalb weniger

Sekunden geschehen. Das erklärt, weshalb wir mitunter von einer Sekunde auf die andere schlappmachen – etwa unter extremem Stress.

- Die kleinen wachsamen Stringent-Faktoren sind auch Erklärung dafür, weshalb unsere Stimmungslage oft wechselt. Mal fühlen wir uns gut drauf, doch gleich darauf hundeelend. Auch körperliche Schwächezustände erklären sich so, wie die oft typischen »Durchhänger« am Vormittag oder am späten Nachmittag, plötzliche Muskelschwäche oder auch die »Tagesform« beim Ausüben irgendeines Freizeitsports: Mal bereitet uns das Radfahren einen Riesenspaß, mal wird das Treten der Pedale zur anhaltenden Qual.
- Stringent-Faktoren entstehen übrigens erst mit dem Auftreten von Nährstoffdefiziten – auch dies zählt zu den Zellwundern. Tiere in freier Natur und auch Pflanzen produzieren viel weniger davon, oft sogar überhaupt keine. Ihre Zellen sind schließlich fast immer ein wahres Nährstoffparadies, in dem sich stets ausreichend Biostoffe für einen vitalen Stoffwechsel tummeln.

KAPITEL 2:

Ein Leben lang fit, schlank und glücklich

- Die menschlichen Gene haben sich seit Urzeiten kaum verändert

- Die Natur will, dass wir fit und gesund sind

- Ausreichend Schlaf ist wichtig

- Bei Stress wird der gesamte Stoffwechsel aktiviert

- Zu wenig Wasser und zu viel Salz trocknen die Zellen aus

- Jugend und Schönheit sind uns genetisch einprogrammiert

1 Die Macht der Gene

30 000 aktive Gene bestimmen seit Hunderttausenden von Jahren unsere Gesundheit. Gewissermaßen sind wir Menschen also Gefangene unserer Erbanlagen. Wir können beispielsweise nicht fliegen, uns nicht wie eine lebensfrohe Lerche hoch in den Himmel erheben oder in 6000 Meter Meerestiefe sorglos wie ein Stachelhäuter oder ein Hohltier herumkriechen. Aber was bereits unsere Vorfahren, die Neandertaler, gesund erhalten hat, hält auch uns fit und leistungsfähig: naturbelassene Kost, ausreichend Ruhe und Schlaf, regelmäßige Bewegung und relativ wenig Stress.

Wenn Pizza, Hamburger, Chicken-Wings, Königsberger Klopse als Fertiggericht, Dosengemüse, Cola-Mix oder Limo gesund wären, hätte die Natur schon längst unsere Gene darauf programmiert, dass wir diese Lebensmittel brauchen. Wenn Würfelzucker, magensäurehemmende Dragees, Gummibärchen oder Abführpillen gesund wären, würde Dr. Natur sie schon längst auf Büschen oder Bäumen wachsen lassen. Wenn süße Energy-Drinks, Cola oder grüne Waldmeisterbrause gesund wären, würden sie schon seit Millionen von Jahren aus Berg- und Waldquellen sprudeln.

So aber gab es in Wald, Feld und Flur stets nur Früchte, Knollen, Getreide, Fisch, Fleisch oder andere Lebensmittel in einer Form, wie die Natur sie hat wachsen lassen.

Pflanzen nutzten mineralisiertes Nährwasser aus dem Erdreich für ihr Wachstum. Alle diese Nahrungsmittel haben in Jahrmillionen biologischer Evolution eine bestechende Harmonie zwischen Nahrungsspender und -verwerter hervorgebracht. Orchideen, Latschenkiefern, Glockenblumen oder Eichen standen ja nie andere Hilfsstoffe zur Verfügung als Wasser, Sonne und eine Fülle verschiedener Mineralstoffe. Darauf haben sie ihren Stoffwechsel für ihr Reifen und ihre Fortpflanzung eingerichtet. Tiere in freier Natur hatten nie anderes Futter als Gras, Knospen, Blätter oder Wurzeln. Fleisch fressende Tiere haben ihren gesamten Stoffwechsel auf die in Beutetieren enthaltenen Nahrungsbestandteile abgestimmt.
So entstanden in Jahrmillionen genetische Programme für mentale und körperliche Fitness, die unumstößlich sind. Auch unsere menschlichen Gene haben sich seit Urzeiten nicht verändert. Wir sind immer noch angepasst an und abhängig von Lebensmitteln, wie die Natur sie hat sprießen und wachsen lassen. Physiologisch gesehen ist der Mensch nichts anderes als ein Baum auf zwei Beinen, der sich bewegen kann. So wie eine Ulme oder Erle ihre Nahrung aus dem Reichtum der Erde saugt, beziehen auch wir Menschen gesunde Nahrung aus dem Angebot der Natur. Wir dürfen nie vergessen: Wir Menschen waren früher auch nur Tiere – oder Pflanzen.

Paradies der Tiere

Schildkröten, Ameisen oder Meisen werden von drei Motiven bewegt:

1. sich ernähren,
2. sich behaupten,
3. sich fortpflanzen.

Alle Tiere unterliegen seit Jahrmillionen diesem genetischen Gebot. Dabei gilt für die Natur, dass jeweils möglichst nur das stärkste Tier sein Erbmaterial an folgende Generationen weitergibt – ganz egal übrigens, ob es sich um ein männliches oder ein weibliches Tier handelt. Kräftig und überlegen zu sein ist demnach Auftrag der Natur. Dem fügen sich Wildtiere instinktiv dadurch, dass sie gesund leben und alles meiden, was ihrer Fitness schadet.

- Hat ein Tier in freier Natur nur drei Prozent Übergewicht, sinkt seine Gesamtleistungsfähigkeit um etwa 15 Prozent – und es ist in der Gemeinschaft nicht mehr konkurrenz- und überlebensfähig.
- Kann sich ein Feldhase nach Stressphasen nicht sofort ausreichend ausruhen und regenerieren, werden seine Zellen von freien Radikalen angegriffen und geschwächt.
- Bewegt sich ein Steinadler nicht über weite Distanzen, sinkt sein Zellstoffwechsel ab, seine Kräfte schwinden und konkurrierende Raubvögel machen ihm sein Jagdrevier streitig.

Der genetische Instinkt entwickelt sich in der Natur aus dem Bedürfnis der Körperzellen nach Ruhe, nach Eiweiß, nach Sauerstoff oder anderen Leben spendenden Faktoren. So entstand auf der Erde ein Paradies der Tiere.

2 Gesunder Wechsel zwischen Ruhe und Aktivität

Tiere leben aufregender

Der Konkurrenzkampf unter Tieren ist unbarmherziger und härter als unter uns Menschen. Termiten, Stare, Wölfe oder Bienen streiten mit unvorstellbarem Einsatz um ihr Futterrevier. Selbst winzigste Krankheitserreger wie Bakterien, Pilze oder andere Parasiten dringen mit unglaublichem Ehrgeiz und Rücksichtslosigkeit in fremde Lebewesen ein. So sind ja auch unsere Schleimhäute, z. B. in Mund- und Rachenraum, dem Magen-Darm-Trakt oder der Lunge, bevorzugtes Angriffsziel dieser ewig gefräßigen Mikroorganismen.

Wenn Lebewesen unter dem Stress der Selbstbehauptung stehen, sind sie hellwach, hochkonzentriert und mit allen ihren Kräften dabei. Wenn eine Katze im Herbst auf der Suche nach Maulwürfen über ein Stoppelfeld strolcht, fiebert sie vor Jagdlust, ihr Leben ist in solchen Minuten enorm aufregend. Doch der Stress verbraucht massiv Nährstoffe in ihrem Körper. Kaum wieder daheim in ihrem wohlig ausgestatteten Körbchen, fällt sie unverzüglich und zufrieden schnurrend in tiefen Schlaf. Diesen sofortigen Wechsel von Stress- zu Ruhephasen, das schlagartige Umschalten von Arbeit zu Entspannung, beherrschen Tiere perfekt.

Wissenschaftler sprechen von einer lebenswichtigen Wechselbeziehung zweier vegetativer Nervensysteme:

von Sympathikus, dem Stresssystem, und Parasympathikus, dem Ruhesystem, das den Organismus jeweils wieder regeneriert und für neue Stressphasen aufbaut. Dieser genetisch eingebaute Schalter wird von uns Menschen immer wieder missbraucht – hier liegt die Ursache von mindestens der Hälfte unserer psychischen und körperlichen Beschwerden. Die beiden komplementären Nervensysteme in unserem Organismus neu zu ordnen ist also ganz wichtig. Mit Hilfe moderner Forschungsergebnisse können wir an Tieren genau studieren, wie dies am besten und schnellsten funktioniert.

Der Wechsel zwischen Schlaf und Stress

- Tiere schlafen sofort ein. Dies ist wichtig, denn auf diese Weise vergeuden sie nicht so viel Zeit im Bemühen, sich vollkommen zu entspannen. Sie wälzen sich nicht erst noch wach und schlaflos in ihrem Nest oder in ihrer Höhle und grübeln darüber nach, ob sie sich jetzt den neuen Flachbildschirm kaufen sollen oder nicht. Sie nutzen lieber jede Minute, um ihre Zellen zu verjüngen und aufzupäppeln. Dabei hilft ihnen das so genannte parasympathische vegetative Nervensystem. Es erweitert die Gefäße, sodass der Blutdruck leicht absinkt – absolute Voraussetzung fürs Einschlafen. Außerdem fließt durch erweiterte Adern mehr Blut zu den Zellen, die Nährstoffversorgung wird verbessert. Und damit das Gewebe im Schlaf auch richtig schön regeneriert, bringt dieses Ruhesystem auch die Magen-Darm-Tätigkeit in Schwung, sodass der Nahrungsbrei besser verwertet wird. Herzfrequenz und Hirntätigkeit werden dagegen gedrosselt.
- Wenn so eine Nachtigall, ein Fuchs, ein Leopard oder ein Haifisch dann aufwacht, sorgt das sympathische Nervensys-

tem innerhalb einer Sekunde für Konzentration und wache Aufmerksamkeit. Sofort verengen sich die Gefäße, Blutdruck, Herzfrequenz, Puls und Hirntätigkeit werden angeregt – allesamt Voraussetzung für höhere Leistungsfähigkeit. In diesem Zustand wird die Magen-Darm-Tätigkeit gehemmt, Nahrung wird also im Stresszustand schlechter verwertet. Dafür kommt die Schilddrüse in Schwung, sie aktiviert den Stoffwechsel. Außerdem wird der Blutfluss zu den Körperzellen gedrosselt und damit auch der Bluteinstrom in die Pudendal-Arterien der Schwellkörper im Schambereich von Mann und Frau. Stress ist also ein Sexkiller!

- Diese strenge Trennung von Ruhe- und Stresssystem, das Umschalten von einer Sekunde auf die andere ist das vielleicht wichtigste Vermächtnis in allen Lehrbeispielen der Tiere und Pflanzen. Es erklärt, weshalb die Mücke oft lange scheinbar leblos an der Wand klebt, der Singvogel reglos auf einem Zweig verharrt. Denn Ruhe, Entspannung und Schlaf – so flüstert es uns die Natur zu, ist mindestens eine Hälfte der Gesundheit und auch der Ernährung.

Schlafen gehört zur gesunden Ernährung

Warum döst ein Löwe erst einmal faul in der Astgabel, nachdem er sich satt gefressen hat? Weil die Biostoffe aus dem Nahrungsbrei im Entspannungszustand besser verwertet werden. Magen und Darm arbeiten aktiver am Zerkleinern, der Transport von Eiweißbausteinen, Glukose, Fettsäuren oder Vitaminen übers Blut zu den Zellen ist beschleunigt. Dies ist ein Gesetz der Natur seit Millionen von Jahren, denn auf diese Weise nutzen Lebewesen Nährstoffmoleküle maximal für ihre Ernährung und kommen dadurch mit kleineren Portionen aus.

Wenn wir Menschen einen Sauerbraten mit Klößen essen, uns anschließend aber gleich wieder in hektischen Arbeitsstress stürzen, wird oft nur die Hälfte der in dieser Mahlzeit enthaltenen Biostoffe verwertet. Wertvolle Reste werden über den Stuhl ausgeschieden, nutzlose Bestandteile wie Zucker oder Fett aber in Form von Bauchspeck deponiert. So hat es die Natur sicherlich nicht vorgesehen.
Alle Tiere stehen bei der Futter- und Beutesuche hellwach unter Kontrolle des sympathischen Stresssystems. Wenn sie satt sind, ziehen sie sich zurück, verharren untätig, denn nur so wird die Nahrung optimal verwertet. Anders wir Menschen: Im Büro durch die Stressmühle gedreht, bleiben uns gerade mal 20 Minuten für die Mittagspause. Also schnell zum Imbissstand an der Ecke, eine Bratwurst mit viel Pommes und Mayonnaise, dazu eine Cola – und schon geht's weiter im Alltagsbetrieb. Die paar Brösel und Almosen an Nährstoffen in einer solch kümmerlichen Mahlzeit werden noch nicht einmal optimal dem Stoffwechsel zugeführt, dafür aber die vielen Triglyzeride zu Schwabbelfett verarbeitet.
Ernährung und Entspannung sind eine untrennbare Einheit, sichergestellt durch zwei gegensätzliche Nervensysteme, die wir gottlob mit unserem Willen nicht beeinflussen können. Essen bedeutet Stress, Verdauung und Nahrungsverwertung funktionieren am besten bei totaler Entspannung. Wir können unsere Muskeln bewusst bewegen, unseren Atem anhalten, die Augen schließen oder unser Essen herunterschlucken. Aber über unseren Herzschlag, unsere Verdauung, über lebenswichtige Organfunktionen von Nieren, Milz oder Leber behält die Natur weiterhin allein die Kontrolle.

Unser Stresssystem macht uns fit – und schlank

Eines haben Tiere auf jeden Fall mit uns gemeinsam: Sie müssen für ihre Ernährung sorgen. Wir Menschen müssen uns im Alltag, daheim oder in der Familie, behaupten, wir bekommen Geld und können damit im Supermarkt Lebensmittel einkaufen. Tiere folgen noch dem elementaren Gebot: morgens raus und auf die Jagd bzw. auf die Futtersuche. Sich ernähren bedeutet Stress. Spezielle Hormone machen uns zu diesem Zweck wach, aufmerksam, aktiv und konzentriert. Mit dem Bildschirm vor Augen und der Maus in der Hand sind wir Menschen dann am Arbeitsplatz entsprechend gerüstet.

Ganz klar, dass sich in unserem Innern kolossale Veränderungen abspielen, wenn wir in der Früh aus einem schläfrig unbeweglichen Zustand in einen munter-aufgeweckten Tatendrang wechseln sollen. Wem dies schwer fällt, dem fehlt die spontane Produktion von Stresshormonen, die ihn innerhalb weniger Sekunden in Schwung bringen. Dafür gibt es zwei Gründe:

1. Die betroffene Person hat entweder nicht gut genug geschlafen oder Sorgen, Nöte, Probleme, Kummer haben während der Nachtstunden schon zu viel Stresshormone produziert. Selbst während wir träumen, greifen diese sanft, aber unbarmherzig in unser Nervensystem ein, was bei Tieren in freier Natur niemals der Fall ist.
2. Der oder die Betroffene ist mangelernährt, vor allem die hormonproduzierenden Drüsen wie Hypothalamus, Hirnanhangsdrüse (beide im Zwischenhirn). Schilddrüse oder Nebennieren sind ungenügend mit Nährstoffen ausgestattet. Sie können dann vitalisie-

rende Stresshormone nur begrenzt herstellen und ans Blut abgeben. Die Produktion von Glückshormonen und anderen Botenstoffen in Gehirn- und Nervenzellen dümpelt schlafmützig dahin. Viele Menschen klagen dann: »Ich bin einfach nicht mehr richtig gut drauf und unternehmungslustig, habe keinen Schwung mehr.« Tiere kennen diesen Zustand nicht. Auf Futter- und Beutesuche sind sie den ganzen Tag über höchst aktiv und mit großer Leidenschaft bei der Sache. Kaum haben sie ihren Bauch mit Nahrung angefüllt, schaltet ihr vegetatives Nervensystem auf Parasympathikus-Funktion und damit auf Ruhe um und sie können problemlos einschlafen.

Diese vorzügliche Eigenschaft können wir von den Tieren lernen und übernehmen. Sie ist absolut unumgänglich für Lebensfreude oder Spaß am Stress. Selbst unsere kleinen Kinder sind da Vorbild: Sie tummeln sich ausgelassen auf dem Spielplatz. Doch nach dem Mittagessen kaum im Bett, fallen die Äuglein schon zu und sie schlafen. Genau so hat die Natur es vorgesehen – schon vor vielen Millionen Jahren.

Faszinierende Stresshormone

- Morgens, etwa ab halb vier Uhr, versiegt in der Tierwelt die Produktion von Schlaf- und Nachthormonen. Sie wird abgelöst durch die Herstellung von Billiarden von Molekülen in Drüsen- und Nervenzellen, die wach und euphorisch stimmen. Auch in uns Menschen spielt sich das im Idealfall so ab.
- Unsere nur etwa kirschkerngroße Hirnanhangsdrüse bastelt jetzt mit gewaltigem Eifer an der Massenherstellung eines Mutterhormons mit der Bezeichnung Proopiomelanocortin

(POMC). Dies spaltet sich sogleich (neben anderen Fragmenten) in das eigentliche Weckhormon ACTH (adrenocorticotropes Hormon) und das körpereigene euphorisierende Rauschmittel Beta-Endorphin. Die Natur wünscht sich nämlich unter allen Umständen, dass wir frohgemut und beflügelt aus dem Bett steigen. So können wir den Tagesstress besser anpacken und meistern.

- Auch Nerven- und Gehirnzellen kommen jetzt in Schwung und synthetisieren stimmungsaufhellende Botenstoffe, wie Noradrenalin, Serotonin und Dopamin. Die werden nicht übers Blut, sondern über Nervenreize übermittelt.
- Die Bauchspeicheldrüse speist jetzt viel von ihrem Hormon Glukagon ins Blut ein. Es setzt Blutzuckerreserven aus der Leber frei (das so genannte Glykogen), dadurch werden Gehirn und Nerven mit frischer Energie versorgt.
- Die Schilddrüse wird aktiver, pumpt nun ihre Hormone ebenfalls in das Labyrinth der Blutgefäße. Diese Hormone zünden den Stoffwechsel in unseren 70 Billionen Körperzellen.
- Cortisol aus der Nebennierenrinde sorgt inzwischen für eine positiv erwartungsvolle Alarmbereitschaft unseres Körpers und unserer Psyche.
- Angenehmer Nebeneffekt dieser allgemeinen heiteren Aufbruchsstimmung im Körper: Alle Stresshormone sind lipolytisch, d. h. Fett freisetzend; sie setzen Triglyzeride aus Speckpolstern frei, Fettmoleküle, die bei dem nun erhöhten Energiebedarf des Körpers als Rohstoff benötigt werden. Gesunder Stress macht also schlank.

Auch Pflanzen reagieren auf Stress

Eigentlich sind Wildblumen, Ginstergestrüpp, Sumpfgräser oder Apfelbäume für uns Menschen noch bessere Vorbilder in Bezug auf Stress als die Tiere in freier Natur.

Pflanzen haben bis zu 100-mal mehr Hormone als wir Menschen und sie reagieren auf Licht- und Temperaturreize, auf die Nähe anderer Pflanzen oder Insekten bis zu 1000-mal sensitiver, als wir es auf Umwelteinflüsse tun. Pflanzen sind nämlich von der Natur ebenfalls zu extremer Sparsamkeit aufgefordert. Sie müssen mit ihren Zellkräften haushalten, sich gegen Umwelteinflüsse abschirmen:

- Wenn die Sonne mittags ihre sengenden Strahlen zur Erde schickt, schließen Blumen ihre Blüten und alle Pflanzen schützen sich vor freien Radikalen, die durch Einwirkung von UV-Strahlen entstehen können.
- Die hellen Tagesstunden bedeuten auch für Pflanzen Stress. In diesen Stunden verengen sich ihre Gefäße, damit sie nicht zu viel Feuchtigkeit verlieren.
- Nachts und vor allem auch bei einsetzendem oder anhaltendem Regenwetter weiten sich die Gefäße der Pflanzen und saugen besonders viel Nährwasser aus dem Erdreich.
- Wenn sich bedrohliche Insekten, Würmer oder andere Kleintiere nähern oder wenn Pflanzen von Pilzen, Bakterien oder anderen Parasiten bedroht werden, entwickeln sie – alarmiert durch einen enormen Alltagsstress – Abwehrgifte. Deshalb riechen z. B. Zwiebeln so stark, wenn man sie anschneidet. Sie setzen ätzende Abwehrstoffe frei, die sie davor schützen sollen, dass ihr verletztes Fruchtfleisch angegriffen wird.

Der Wechsel von Stress zu Ruhephasen bestimmt überall in der Natur die Gesundheit aller Geschöpfe. Stets ist das Prinzip das gleiche: Stressphasen kraftvoll meistern, dann umschalten auf Ruhe und Schlaf. Mehr über diesen belebenden Kippschalter finden Sie im Kapitel »Schlafen wie ein Murmeltier« ab Seite 122 dieses Ratgebers.

3 Ohne Wasser kein Leben

Jeder noch so unscheinbare Grashalm auf der Erde hat den Ehrgeiz, jung und üppig dazustehen. Pflanzen saugen so viel Wasser aus dem Erdreich, bis der Widerstand ihrer Zellwände so stark wird, dass sie aufrecht, kerngesund und prall dastehen. In diesem Zustand haben ihre Zellen den optimalen Flüssigkeitsgehalt, der Zellstoffwechsel läuft auf vollen Touren.
Unsere Zellen ähneln denen der Pflanzen, auch sie wollen mit Nährwasser voll gepumpt sein, denn nur dann sind sie optimal leistungsfähig. Ein Defizit von zehn Prozent Wasser im Zytoplasma, dem Inneren der Zelle, bedeutet auch ein Absinken der Stoffwechselleistung um ein Zehntel. Viele Menschen sind nur deshalb chronisch müde und antriebsarm, nervös und übergewichtig, weil ihren Körperzellen Flüssigkeit fehlt. Jede Blume, jeder Dornenbusch, jedes Schilfblatt am Seeufer kann uns da als Vorbild dienen.

Wasser – Lebenselixier für unseren Körper

- Wenn ein Baby zur Welt kommt, besteht es bis zu 77 Prozent aus Wasser. Mit zunehmendem Alter sinkt der Flüssigkeitsanteil, bis auf etwa 60, 55 oder 50 Prozent.
- In einem gesunden Menschen steckt überraschend viel Wasser. Gut trainierte Muskeln bestehen bis zu drei Vierteln

aus diesem Nährstoff, Knorpel, Gehirn, Leber und Nieren bis zu 80 Prozent, unser Bindegewebe zu rund 50 Prozent und sogar unsere scheinbar trockenen Knochen enthalten noch bis zu 22 Prozent Wasser. Selbst Fettzellen bestehen keineswegs nur aus Fett, sondern auch aus Eiweiß und bis zu acht Prozent Wasser.

- Den größten Wasseranteil in unserem Körper liefern natürlich die Körperflüssigkeiten, wie Blut, Lymphe, Magen- und Darmsäfte, Speichel, Schleimsekrete, Schweiß, Galle, Gehirn- und Rückenmarksflüssigkeit, Gelenkschmiere und Tränenflüssigkeit.
- Viel Wasser im Körper bedeutet aber nun keineswegs, dass sich der kostbare Biostoff auch vorwiegend dort befindet, wo er hingehört: im Inneren der Körperzellen, als so genannte intrazelluläre Flüssigkeit. Die sollte im Idealfall 60 bis 70 Prozent des gesamten Körperwassers ausmachen.
- Bei vielen unserer Zeitgenossen sammelt sich zu viel Wasser in der extrazellulären Flüssigkeit, also außerhalb der Körperzellen. Die Zellen sind durstig, ausgetrocknet und welk, während die Betroffenen einen Wasserbauch mit sich herumschleppen, Ödeme an Knöcheln, Händen oder unter den Augen haben.
- Bei Tieren und Pflanzen funktioniert die Wasserversorgung der Zellen optimal, sie ist absolute Grundbedingung für eine schlanke Figur, für starke Nerven, Lebensfreude und körperliche Fitness. Wissenschaftler sind immer wieder begeistert, wenn sie Zellen von Wildtieren unter dem Mikroskop betrachten: voll gepumpt mit Wasser, üppig, jung und gesund. Dies gilt für junge Tiere ebenso wie für Alttiere. Auch wir Menschen können solche beneidenswerten Zellen haben, wenn wir uns an das Vorbild der Tiere halten.
- Unsere wasserarmen menschlichen Zellen hingegen sind Hauptursache für viele Beschwerden und Krankheiten. Verantwortlich dafür ist in erster Linie der hohe Salzkonsum.

Zu viel Salz ist schädlich

Ohne Salz könnten wir Menschen gar nicht leben, denn die im Kochsalz enthaltenen Bestandteile Natrium und Chlorid sind unerlässlich für fast alle unsere Körperfunktionen, speziell jene der Nerven und der Muskeln. Aber auch für Salz gilt das Gebot der Natur: Höhere Konzentrationen als jene in naturbelassenen Lebensmitteln können schädlich sein.

Die Erklärung ist ganz einfach: Salz bindet Wasser, es saugt sogar die Flüssigkeit aus den Körperzellen. Deshalb würde ein Schiffbrüchiger in seinem Rettungsboot verdursten, wenn er seinen Durst mit dem salzigen Meerwasser löschen würde. Das getrunkene Wasser würde sich außerhalb seiner Zellen anreichern, während die Zellen selbst nach und nach austrocknen und verdorren würden.

Natrium hat eine elektrolytische Saugwirkung auf Wasser, ebenso wie sein Gegenspieler im Stoffwechsel, das Mineral Kalium. Natrium und Kalium steuern den Nährstoffstrom in die Zelle hinein und den Abtransport von Schlacken und anderem Müll aus der Zelle heraus. Dabei ist Kalium wohl der wichtigere Verbündete unserer Zellen, er pumpt nämlich Flüssigkeit in sie hinein, während Natrium den Zellen Wasser in die extrazelluläre Flüssigkeit hinein entzieht. Dieser Mechanismus zählt zu den Wundern der Natur; er läuft auch in allen Tieren so ab.

Weil sich Tiere nicht so salzreich ernähren, bleibt der Nährstoff- und Wassertransport in ihren Zellen ungestört. Ihre Zellen und Gewebe sind mit Wasser voll gepumpt, Bindegewebe und Muskeln üppig gepolstert. Wir Menschen aber sind in oft fataler Weise von Salz abhängig.

Wurst, Käse, Saucen, Suppen, Fleisch, Fisch, Geflügel, Pommes frites, Snacks wie Kartoffelchips oder Cracker, Mikrowellen-, Dosen- und Fertiggerichte können gar nicht genug gesalzen sein. Dadurch kommt es den ganzen Tag und die ganze Nacht hindurch zu einer katastrophalen Austrocknung des Gewebes. Bei vielen Menschen verlieren die Zellen bis zur Hälfte ihrer ursprünglichen Leistungsfähigkeit.

Das Natrium im Kochsalz verengt auch unsere Gefäße. Weil es außerdem im Blut viel Wasser bindet, erhöht sich das Blutvolumen und damit der Druck in den ohnehin verengten Adern – ähnlich wie bei einem Gartenschlauch, dessen Öffnung man verengt, das Wasser mit höherem Druck herausspritzt. Weil Fleisch, Fisch und Geflügel ungewürzt nach nichts schmecken, wird es von uns Menschen oft stark gesalzen. Bei jahrelangem Salzmissbrauch kann es zu Herzbeschwerden, Nierenschäden, Kreislaufproblemen, zum Herzinfarkt oder Schlaganfall kommen: Beschwerden und Krankheiten, die im Tierreich unbekannt sind.

Wasserreich essen

Tiere ernähren sich von Lebensmitteln, die bis zu 90 Prozent aus Wasser bestehen: Gräser, Blätter, Früchte usw. Raubtiere fressen das Fleisch ihrer Beutetiere, das ebenfalls bis zu drei Vierteln aus Wasser besteht. Dieses Nahrungswasser ist jeweils angereichert mit Nährstoffen wie Vitaminen, Spurenelementen usw., und zwar in einer Zusammensetzung, die auf den Bedarf der Körperzellen der Tiere abgestimmt ist. Wenn also eine Giraffe junge Blätter aus der Baumkrone rupft und frisst, wird das Wasser in

dem daraus entstehenden Nahrungsbrei unverzüglich aus dem Darm ins Blut und weiter zu den Zellen der Giraffe transportiert. Weil im Gewebe des Tiers ein gesunder Salzhaushalt herrscht, strömt das Wasser sofort in die Zellen ein. Dabei hilft das in den Blättern enthaltene Kalium. Als Folge des Wasserzustroms steigt die Stoffwechselrate der Giraffe bzw. sie bleibt weiterhin auf ihrem optimalen Niveau.
Wir Menschen aber essen salzreich und löschen unseren Durst mit süßen Getränken. Die größte Ernährungssünde: Currywurst mit fetttriefenden, extrem salzigen Pommes und salzreicher Mayonnaise oder Ketchup. Dazu gibt es Limo oder Cola – die typische Lieblingsmahlzeit vieler unserer Kids. Das Salz entzieht den Zellen Wasser, macht sie welk, alt und krank und steigert außerdem den Blutdruck. Der Zucker oder die Zuckeraustauschstoffe in den süßen Getränken machen dick. So erklärt sich, weshalb Tiere bis an ihr Lebensende gesund, jung und schlank bleiben, wir Menschen aber vorzeitig altern, Übergewicht ansetzen, nervös und chronisch müde sind.

Wie viel Trinken ist gesund?

- Um ebenso fit zu sein wie Tiere und Pflanzen, brauchen wir Menschen pro verbrauchter Kalorie an Energieleistung ein Gramm Wasser. Wer pro Tag 2500 Kalorien verbraucht, benötigt demnach 2,5 Liter Wasser.
- Dies bedeutet aber keineswegs, dass wir diese Menge in Form von Flüssigkeit zu uns nehmen müssen. Entscheidend ist, wie viel Wasser wir mit der Nahrung aufnehmen und wie viel so genanntes Oxidations- oder Stoffwechselwasser wir im eigenen Organismus erzeugen. Weil ein Molekül Glukose –

die kleinste Einheit der Kohlenhydrate – drei Moleküle Wasser bindet, wird bei der Verbrennung von Kohlenhydraten viel Wasser freigesetzt. Bei der Energieerzeugung durch 1 Gramm Kohlenhydrate entstehen 0,6 Gramm Oxidationswasser. Auch bei der Stoffwechselverwertung von Eiweiß und Fett wird Wasser im Körper frei.

- Ihre persönliche »Wasserrechnung« könnte so aussehen: Sie verbrauchen pro Tag 2000 Kalorien. Bei gesunder Ernährung mit viel Obst und Gemüse beziehen Sie 750 Milliliter Wasser über die feste Nahrung, 250 Milliliter strömen aus der Energiegewinnung im eigenen Stoffwechsel hinzu. Der zusätzliche Trinkbedarf beträgt demnach 1 Liter.
- Der Flüssigkeitsverlust pro Tag: 1,2 Liter als Harn über Nieren und Blase, 400 Milliliter als Schweiß über die Hautverdunstung, 200 Milliliter über den Stuhl, 200 Milliliter werden über die Lunge ausgeatmet.
- Je gesünder wir uns ernähren, desto weniger müssen wir also trinken. Manche Tiere, wie z. B. Steinadler, trinken fast gar nichts. Sie beziehen ihre lebensnotwendige Zellflüssigkeit beinahe ausschließlich aus dem Fleisch ihrer Beutetiere.
- Als Kontrolle dient unser Urin. Er sollte stets wasserhell sein. Schon eine leichte gelbliche Eintrübung könnte Hinweis auf einen Wassermangel sein. Bei Hitze und hohen Temperaturen müssen wir mehr trinken, weil der Körper mehr Wasser über die Haut verliert. Ältere und alte Menschen sollten die benötigte Flüssigkeit über den Tag verteilt in kleinen Mengen zu sich nehmen.
- Kaffee, schwarzen Tee, alkoholische und stark gesalzene Getränke (wie viele Gemüse- und Tomatensäfte aus dem Supermarkt) betrachtet unser Stoffwechsel nicht als gesund. Im Gegenteil: Er bemüht sich, sie wegen der enthaltenen Schadstoffe möglichst rasch über Nieren und Blase auszuscheiden. Ideale Getränke sind Wasser, Mineralwasser, Kräutertee, Milch sowie möglichst selbst gepresste Obst- und Gemüsesäfte.

4 Jung bleiben bis ins Alter

Es ist schon erstaunlich, dass Tiere und Pflanzen bis kurz vor ihrem Tod oder ihrem Absterben so jugendliches Gewebe haben – ganz im Gegensatz zu uns Menschen. Tiere und Pflanzen bleiben immer jung, entsprechend einem jahrmillionenalten Gesetz der Natur. Diese Garantie für eine lebenslange Jugendlichkeit ist auch in unsere Gene ganz fest einprogrammiert.

Die Natur wünscht sich unter allen Umständen, dass alle ihre Geschöpfe schlank und lebenstüchtig sind, denn nur so wird kerngesundes Erbgut von Generation zu Generation weitergegeben und sichergestellt, dass das Paradies von Fauna und Flora auf Erden bestehen bleibt. Dementsprechend hat die Natur Vorkehrungen getroffen, dass alles Kranke, Schwächliche, Kraftlose möglichst noch mehr geschädigt wird. Die freien Radikale haben den Auftrag, schlecht genährte, welke Zellen anzugreifen und möglicherweise sogar abzutöten. Buchen und Gartenblumen, Meisen und Forellen bleiben nur deshalb so lange jung und stark, weil sie Schutzmaßnahmen gegen freie Radikale aufbauen. Ihre biologische Altersuhr tickt nicht. Erst kurz vor dem Absterben zerstört sich ihr Gewebe.

Vorsicht, freie Radikale!

- Wenn im Herbst ein Blatt vom Baum trudelt und auf der Erde landet, ist eine Hälfte vielleicht noch grün, die andere aber bereits gelb oder braun. In der grünen Hälfte sind die pflanzlichen Zellen noch unversehrt und jung, in der anderen Hälfte aber haben freie Radikale die Zellen bereits zerstört und rasch altern lassen. Nur wenige Stunden später ist das Blatt schließlich ganz welk, das Absterben der noch gesunden Zellen hat sich in verhältnismäßig kurzer Zeit vollzogen.
- Freie Radikale sind zerstörerische Substanzen, die ungeschütztes Gewebe angreifen. Wenn Zellen schlecht genährt, durch Schadstoffe belastet, zu intensiver Sonneneinstrahlung ausgesetzt oder anderweitig stark strapaziert sind, werden sie wehrlos. Bei unseren menschlichen Zellen ist dies in hohem Maß der Fall.
- Jede einzelne unserer Zellen wird täglich bis zu 100 000-mal von freien Radikalen attackiert. Dies ist besonders unter starkem Stress der Fall, auch bei Befindlichkeitsstörungen, Beschwerden oder Krankheiten, durch Missbrauch von Kaffee, Zigaretten oder Alkohol, durch Medikamente, Schlafmangel, das Einatmen von Abgasen, durch Schimmelpilze, Konservierungsmittel in Lebensmitteln, Smog, langes Arbeiten am Bildschirm, Elektrostrahlen oder überhaupt durch Einwirkung von allem, was nicht natürlich und demnach ungesund ist.
- Weil Kummer, Sorgen, Konflikte und Probleme Nährstoffräuber sind und wichtige Immunschutzstoffe verbrauchen, können auch sie Ursache für das oft explosive Auftreten von freien Radikalen in unserem Körper sein. So genannte Antioxidanzien schützen unser Gewebe gegen diese Feinde unserer Gesundheit und Jugendlichkeit.
- Zu diesen Immunschutzfaktoren gehören insbesondere Karotine bzw. Vitamin A, die unsere Schleimhäute panzern

(enthalten in allen gelben, roten, blauen und grünen Obst- und Gemüsesorten), Vitamin C (in frischem Obst und Gemüse), Vitamin E (in fettreicher pflanzlicher Kost wie Oliven, Avocado, Nüssen, Mais, Hülsenfrüchten, Kernen) sowie das Spurenelement Selen (in Vollkornprodukten, Naturreis, Pilzen, Spargel, Knoblauch, Käse, Leber).

So bewahren Pflanzen ihre Jugendlichkeit

Wir Menschen hasten durchs Leben, unser Alltag besteht aus Hektik und Terminen, während unsere Zellen belastet werden und vorzeitig altern. Jedes noch so kleine Gänseblümchen achtet hingegen unbewusst und seinem genetischen Gebot entsprechend darauf, dass es jung und unversehrt bleibt:

- Es holt sich ausschließlich jene Nährstoffe aus dem Erdreich, die es für seinen Stoffwechsel gebrauchen kann.
- Es produziert viel Vitamin C, um damit sein empfindliches Gefäßsystem zu panzern.
- Hormone, wie z. B. die Cytokinine, verzögern den Altersprozess und halten die kleine Blume jung, indem sie den Nährstofftransport in Stängel, Blätter und Blüte anregen.
- Bei starker Sonnenbestrahlung oder auch nachts schließt die Blume ihren Blütenkelch. So wie wir Menschen unsere Fenster und Türen schließen.
- Unablässig nutzt die Pflanze Sonnenstrahlen als Energiequelle, um Kohlenhydrate als junges Zellmaterial zu produzieren.

Außerdem wissen Pflanzen ganz genau, wie sie sich mit erheblicher Raffinesse gegen allzu gefräßige Mitbewohner ihrer Umgebung wehren können. Ihre fressbaren Teile, wie z. B. die Blätter, können chemische Substanzen enthalten, die Eiweiß binden und es für Pflanzenfresser unlösbar machen. Eichenblätter enthalten in hoher Konzentration Tannine in einer Fülle winziger Bläschen nahe ihrer Oberfläche. Knabbert eine Raupe so ein Blatt an, öffnen sich die Bläschen und setzen scheußlich schmeckende Tannine frei, die sich an Proteine in den Blättern heften und diese ungenießbar machen. Dementsprechend ist im Erbgut von Raupen verankert, dass sie keinen Appetit auf Eichenblätter haben; sie lassen die Blätter links liegen, weil sie deren Eiweiß nicht für ihr eigenes Wachstum nutzen können.

Die Natur will, dass wir jung bleiben

Das Geheimnis guten Aussehens können wir Menschen uns von allen Wildtieren und Pflanzen abgucken. Schließlich ist der Mensch aus der Tier- und ursprünglich sogar aus der Pflanzenwelt hervorgegangen. Das Geheimnis von Jugend und Schönheit steckt also immer noch in uns drin. Pflanzen können unglaublich eitel sein: Die wunderschöne, in üppig jugendlicher Pracht entfaltete Blüte einer Aster, Akelei, Wildtulpe oder Glockenblume dient ja nur dem Zweck, Bienen anzulocken, damit diese ihre Samen weitertragen und damit zur Fortpflanzung der Blume beitragen können. Das herrliche Federkleid eines Spechts, das prächtige Fell eines Zebras will – neben manch anderer trefflicher Eigenschaft – die Blicke auf sich lenken, ebenfalls Voraussetzung zur Paarbildung und Fortpflanzung. Jugendlichkeit und ein attraktives Äußeres sind seit jeher unabdingbar mit Erfolg in der Gemeinschaft verbunden, bei uns Menschen nicht anders als bei Tieren und Pflanzen. Deshalb legen Pumas, Salamander, Habichte, Bergdisteln, Amazonas-Orchideen oder Vergissmeinnicht erheblichen Wert auf junge Zellen und hübsches Gewebe.

Die Natur vermeidet absolut alles, was alt macht. Da gibt es keine Zigarette zum Frühstückskaffee, keine Pizza aus der Mikrowelle oder süße Brause, von der ein Liter nahezu den Tagesbedarf eines Menschen an Kalorien abdeckt. Das Gewebe wird rund um die Uhr in jeder Sekunde gegen freie Radikale oder Parasiten gepanzert. Unsere ungeschützten Schleimhäute sind hingegen eine ständige Einladung an Bakterien, Pilze, Viren usw., unsere welken Zellen Dauerangebot an freie Radikale, sich mal richtig schön auszutoben und Zellen alt zu machen und abzutöten. Wir trinken sogar noch Kaffee und Limonaden, essen möglichst viel Süßes, Fettes und Salziges, um noch ein bisschen schneller alt zu werden und den Krankheitserregern bei der Arbeit zu helfen.

Selbst das dürftigste, staubbedeckte Pflänzchen am Straßenrand achtet sorgsam darauf, unversehrt und jung zu bleiben. Wenn es von Insekten angeknabbert oder von freien Radikalen beschädigt wird, schickt es sofort Millionen von Cytokinin-Molekülen an die gefährdete Stelle, um die Altersprozesse zu stoppen und wieder jugendliches Gewebe herzustellen. Tiere und Pflanzen entwickeln Hunderte von Mechanismen, um die biologische Altersuhr zu stoppen, ein vorzeitiges Altern zu verhindern. Lesen Sie in den folgenden Kapiteln, wie wir Menschen wieder zurückfinden können zu unserem genetischen Programm, was wir Tieren und Pflanzen abschauen können, um wieder fit, schlank, schön und lebensfroh zu sein.

KAPITEL 3:

Die Natur als Vorbild nutzen: Die Programme im Einzelnen

- Zu viel Triglyzeride machen dick
- Das Frühstück ist die wichtigste Mahlzeit des Tages
- Komplexe Kohlenhydrate machen länger satt
- Spätes Essen wird schlechter verdaut
- Ausreichend Flüssigkeit und Bewegung an der frischen Luft ist Balsam für Haut und Haare
- Cellulite muss nicht sein
- Glukose ist Nervennahrung
- Die richtige Schlafhygiene sorgt für erholsame Nachtruhe
- Antioxidanzien schützen vor freien Radikalen
- Regelmäßige Bewegung hält Muskeln und Gelenke fit
- Hormone machen uns glücklich

1 Schlank wie ein Reh

Voller Staunen und Entzücken beobachten wir Menschen oft Rehe, die am Waldrand äsen. Wie schlank sie sind, wie hübsch sie aussehen, wie elegant und geschmeidig sie sich bewegen, wie ihr wunderschönes Fell in der Abendsonne glänzt und leuchtet, wie sie bei Gefahr mit wenigen hurtigen hohen Sprüngen im schützenden Wald verschwinden. Der Begriff Traumfigur lässt sich wohl am ehesten auf die grazile Erscheinung eines Rehs anwenden. Und eigentlich könnte man fast neidisch werden, wenn einem Biologen verraten, dass ein Reh von dem Tag an, an dem es fortpflanzungsfähig ist, bis zu dem Tag, an dem es stirbt, praktisch bis aufs Gramm stets das gleiche Körpergewicht hat. Ausnahme sind freilich trächtige Muttertiere, da setzt selbst ein Reh schon mal ein paar Kilo Extrafett an, um das wachsende Rotwildbaby gegen Püffe und Stöße zu schützen.
Interessant ist, dass sich ein Reh mit haargenau demselben genetischen Programm schlank hält, wie es auch in uns Menschen steckt und mit dem unsere Vorfahren, die Neandertaler, ihr Idealgewicht gehalten haben. Wir müssen uns lediglich fragen: »Wie schafft es ein Reh, so staunenswert schlank zu bleiben?« – und es ihm ganz einfach nachmachen. Moderne Zellforscher haben diesen Mechanismus mit Hilfe ihrer High-Tech-Analysegeräte gelöst. Das Schlankheitsgeheimnis der Natur, seit Hunderten

Millionen von Jahren unverändert, liegt als lebendiges Programm zum Nachahmen gewissermaßen vor unseren Augen.

Rehe haben die gleichen Fettzellen wie wir

Diese so genannten Adipozyten sind bis zu einem millionstel Gramm leicht, können aber auf bis zu 400fache Größe anschwellen, wenn unablässig Triglyzeride (Fettmoleküle) in sie hineingestopft werden. Schlanke Menschen verfügen über rund 50 Milliarden solcher Fettzellen, dicke Menschen haben bis zu viermal mehr. Je unvernünftiger man sich ernährt und je weniger man sich dabei bewegt, desto mehr Fettzellen entwickeln sich und desto mehr hässlich gelbes Fett wird in sie hineingestopft. Hauptproblem aller Übergewichtigen und Dicken sind aber besonders die so genannten Präadipozyten. Dies sind noch leere Fettzellen, die die Natur allen ihren Lebewesen mitgegeben hat, damit sie gegebenenfalls zusätzliches Speicherfett als Notration für Hungerzeiten aufnehmen können. Bei einer trächtigen Rehkuh füllen sich diese Zellen mit Triglyzeriden, ebenso bei Grizzlybären, Murmeltieren und anderen Geschöpfen, die sich im Herbst in ihren Winterbau verkriechen. Bei uns Menschen füllen sich aber nicht nur die normalen Fettzellen mit Reservespeck, sondern auch noch rund 30 Milliarden dieser Extrafettzellen, die eigentlich unser Leben lang leer bleiben sollten. Kein Wunder, dass viele Zeitgenossen 10, 20, 30 oder mehr Kilo Übergewicht mit sich herumschleppen. Was nicht nur Herz, Kreislauf, Gelenke usw. extrem belastet, sondern einem auch noch eine Menge Lebensfreude raubt.

Dabei hat jede Fettzelle ihr eigenes von der Natur bestimmtes Idealgewicht. Adipozyten können recht unglücklich sein, wenn der Stoffwechsel weiterhin Triglyzeride in sie hineinschaufelt, obwohl sie ohnehin schon zum Platzen voll sind. So genannte ob-Gene (von englisch obesity = Fettleibigkeit) steuern sowohl den Einbau von Fett als auch dessen Freisetzung ins Blut. Ob-Gene sind demnach Kippgene, die sowohl dick als auch schlank machen können; sie sitzen bei Rehen an genau den gleichen Genorten auf den Chromosomen wie bei uns Menschen. Der Unterschied ist nur: Rehe nutzen sie zum Schlankbleiben, Menschen missbrauchen sie zum Dickwerden.

Lesen Sie jetzt, wie Sie Ihre ob-Gene nach dem Vorbild der Rehe nutzen können, um auf die natürlichste Weise Übergewicht abzubauen, schlank zu werden – und es auch zu bleiben.

Dickmacher Triglyzeride

- Fett ist für unsere Gesundheit unverzichtbar. Die so genannten Lipide polstern Haut und Organe, ermöglichen die Produktion von Hormonen, sind schützender Bestandteil aller Zellmembranen und in wichtigen Vitaminen wie A, D, E und K enthalten. Eine Ernährung ganz ohne Fett führt deshalb zu Mangelerscheinungen mentaler und körperlicher Art.
- Rund 98 Prozent unseres Nahrungsfetts bestehen aus Triglyzeriden, einem unerlässlichen Rohstoff für die Herstellung von Zellenergie. Sie stecken in gesättigten Fettsäuren tierischer Nahrung, vor allem in Fleisch, Wurst, Käse usw. Triglyzeride sind wie Briketts, die im Ofen lange brennen und anhaltend Energie liefern. Vor allem unsere Muskeln benöti-

gen sie, speziell der aktivste von ihnen: das Herz. Ein Überschuss an Triglyzeriden in der Nahrung wird in den Fettzellen als Energiereserve gespeichert.

- Etwa zwei Prozent unseres Nahrungsfetts bestehen aus Phospholipiden, Hochleistungs-Molekülen in unserem Stoffwechsel. Sie sind enorm reaktionsfreudig und spielen sowohl in Zellen als auch im Blut eine vitale Rolle. Die Phospholipide stammen vorwiegend aus Pflanzen, sind Rohstoff für wichtige Gewebshormone im Körper und helfen beim Abspecken mit.
- Die Triglyzeride, die wir z. B. mit einem Rumpsteak oder einem Käsebrot zu uns nehmen, sind gar nicht mal die eigentlichen Sündenböcke beim Entstehen von Schwabbelpfunden an Bauch, Hüften, Po und Oberschenkeln. Eine weitaus verhängnisvollere Rolle spielen die Fettmoleküle, die von der Leber aus überschüssiger schnell löslicher Glukose synthetisiert werden, also aus Blutzucker, der vom Verzehr von Süßigkeiten, zuckerhaltigen Getränken und hellen Mehlprodukten stammt.
- Dementsprechend ist die Kombination von Süßem, Fett und hellen Mehlprodukten eine Ernährungssünde, die unweigerlich dazu führt, dass wir Bauchspeck ansetzen und mit unserem Spiegelbild unzufrieden sind. Beispiele für derlei Esssünden: Käsespätzle, dazu eine Cola; Pizza oder Hamburger mit Limo; Hackbraten mit Nudeln und anschließend ein Tiramisu.

Tiere leben vernünftiger

Rehe sind glücklich, wenn sie im Wald junge Blätter von Bäumen rupfen oder in der Abenddämmerung auf einer Wiese äsen können. Sie ernähren sich ausschließlich von Pflanzen, in ihrer Kost sind weder Cholesterin noch fertige Triglyzeride enthalten. Doch auch Pflanzen syntheti-

sieren und speichern viel Fett – bis zu zehn Prozent, z. B. zur Abdichtung ihrer Blätter, Blüten, Früchte oder Schalen. Aus dem Nahrungsbrei im Darm eines Rehs gelangen daher ausreichend Fettsäuren in die Blutbahn, die dann in der Leber, aber auch in den Fettzellen des Tiers zusammen mit Glyzerin zu Triglyzeriden zusammengefügt werden und Sofortenergie für die Muskulatur liefern.
Diesen Mechanismus können wir Menschen den Wildtieren abgucken. Das Abspecken funktioniert dann ganz leicht und auch schnell. Ein gesunder Herzmuskel kann ganz allein in wenigen Monaten einen dicken Fettbauch abschmelzen. Mit vegetarischer Ernährung funktioniert dies relativ leicht. Doch auch wer auf Fleisch, Fisch oder Geflügel nicht verzichten will, kann die Fettverbrennung im eigenen Körper gehörig anheizen.
Dann helfen die Fettzellen, die ob-Gene, der gesamte Stoffwechsel tüchtig beim Abspecken mit. Doch leider: Viele Menschen begehen immer wieder Esssünden, die ein natürliches Abschmelzen von Speckreserven hemmen oder sogar ganz unmöglich machen.

Rot oder grün? Einbahnstraße Fett

Wenn Menschen Übergewicht ansetzen, strömen zu viele Fettmoleküle aus dem Darm über Blut und Leber in die Adipozyten, die winzigen Fettdepots in den Speckringen um Bauch und Hüften. Die Ampel steht auf Grün für Fett. Wie auf einer Autobahn fließt der Fettverkehr ungebremst mitten in die weit geöffneten Garagen der Fettzellen hinein und baut sich dort zu beträchtlichen Speckpolstern auf. Dies ist die Einbahnstraße Fett, die Tag und Nacht offen steht und unter der so viele Menschen leiden.

Auch in Wildtieren gibt es so eine Einbahnstraße Fett. Doch die steht auf Rot. Die Adipozyten, die Fettzellen, entleeren sich und speisen übers Blut die Körperzellen mit Rohstoff für Lebensenergie. Mensch und Tier entwickeln also oft einen völlig gegensätzlichen Umgang mit Nahrungsfetten. Bei uns Menschen presst sich immer mehr davon in die Speckdepots, die oft ohnehin schon von unansehnlich gelben Triglyzeriden strotzen. Die mit Fett randvollen Adipozyten geben ihren Inhalt aber nicht preis. Sie bleiben verschlossen wie Banktresore. Weil die Einbahnstraße Fett auf Grün steht, nehmen sie zwar Triglyzeride auf, setzen aber keine frei.

Das wichtige Energiefutter fehlt den Muskelzellen dann. Arme, Beine, das Herz wollen ja den ganzen Tag über aktiv sein, dazu benötigen sie Fett als Energiespender. Wenn Fett fehlt, wird in 70 Billionen Körperzellen vornehmlich Blutzucker zu Körperenergie verheizt. Doch Blutzucker ist Nervennahrung, denn Gehirn und Nerven können kein Fett in Energie umwandeln.

Wenn statt Fett ersatzweise ständig eigentlich für die Nerven benötigte Glukose verheizt wird, bleibt man nicht nur dick, sondern ist auch ständig müde, chronisch nervös und die Muskulatur wird immer schwächer. Das Bindegewebe, das 25 Prozent unserer Proteinreserven im Körper stellt, wird dünner. Als Folge davon ist die Haut nicht mehr so schön gepolstert, Falten, Runzeln, Krähenfüße bilden sich, man altert vorzeitig.

Das so friedlich in der Abenddämmerung am Waldrand äsende Reh weiß von alldem nichts. Bei ihm steht die Einbahnstraße Fett auf Rot. Energierohstoff fließt aus Fettzellen in Körperzellen, wird dort in frische Lebensenergie umgewandelt. Wildtiere verfügen über eine nervliche

Robustheit, von der so manche Hausfrau oder Büroangestellte nur träumen kann. Und auch die Muskeln der Tiere bleiben stark. Sie arbeiten kraftvoll und bringen den Gesamtstoffwechsel in Schwung. Auf diese Weise wird ständig Nahrungsfett verheizt und neue Körperenergie erzeugt.

Fünf Tipps zum Schlankwerden und -bleiben

- Möchten Sie auch so wunderbar schlank sein wie ein Reh? Ganz einfach: Vermeiden Sie ab jetzt alle Fehler und verzichten Sie auf alle Sünden, denen Sie Ihr Übergewicht verdanken.
- Essen Sie möglichst wenig Süßes und verzichten Sie auf gesüßte Getränke.
- Konsumieren Sie weniger Fett, meiden Sie Wurst, fettes Fleisch, fettreichen Käse und Saucen weitgehend. Denken Sie stets daran: Was salzig schmeckt, enthält meistens auch Fett.
- Bringen Sie nur Naturbelassenes auf den Tisch. Fischstäbchen, Pommes frites, weißer Reis, Pasta, Weißbrot, Pizza sowie praktisch alle Dosen-, Fertig- und Tiefkühlgerichte gehören nicht dazu!
- Nehmen Sie die letzte Abendmahlzeit nicht zu spät, d. h. möglichst nicht nach 19 Uhr, ein.
- Versuchen Sie dem vegetarischen Ideal so nahe wie möglich zu kommen: Bringen Sie also viel Obst, Salat, Rohkost, Gemüse, Hülsenfrüchte und Vollkornprodukte bzw. Naturreis auf den Tisch.

Schlankmacher Vitamin C

Dieser einzigartige Biostoff ist in der Natur seit Millionen von Jahren ein bedeutender Fettverbrenner. Tiere verdanken es unter anderem ihm, dass sie ihr Leben lang keine Extrapfunde ansetzen. Produziert wird Vitamin C freilich im Stoffwechsel von Pflanzen. Sie brauchen diese Moleküle als Immunschutz für ihr sensibles Gefäßsystem. Aus Pflanzen entwickelten sich im Laufe der biologischen Evolution die Tiere – und die nutzten das Vitamin C ebenfalls sofort als Schutzmolekül gegen Infektionen durch krankheitserregende Mikroorganismen wie Bakterien oder gegen freie Radikale. So ganz nebenbei entdeckten sie das Vitamin C auch als idealen Schlankheitsfaktor. Dabei wirkt das Vitamin auf verschiedene Weise:

- Vitamin C besetzt dieselben Rezeptoren, also dieselben Eingangstore an der Außenhaut unserer Zellen, wie Glukose. Es verdrängt also diesen Blutzucker, dem viele Menschen ihr Übergewicht verdanken. Die Natur sagt sich eben: Lieber schlank und fit als krank und dick.
- Je mehr Obst und Gemüse wir essen, desto weniger Fett wird vom Organismus aufgenommen.
- Vitamin C hilft als Ko-Faktor von Enzymen tüchtig bei der Produktion von Fett verbrauchenden Stresshormonen mit. Weil eine schlanke Figur für den Überlebenskampf so wichtig ist, finden sich in hormonproduzierenden Drüsen wie den Nebennieren oder der Hirnanhangsdrüse die höchsten Vitamin-C-Konzentrationen im ganzen Körper.
- Das Vitamin kurbelt zusammen mit Eisen auch die Synthese von viel Karnitin an, einem Eiweißenzym,

das Triglyzeride (die Fettmoleküle) in die Mitochondrien (die Energiebrennkammern der Zellen) einschleust.
- Vitamin C sorgt auch dafür, dass der Körper das Spurenelement Eisen viel besser verwertet. Eisen schleust den Sauerstoff in die Mitochondrien ein, der dort für die Verbrennung von Triglyzeriden benötigt wird.
- Das Vitamin spielt eine extrem wichtige Rolle im Energieprozess der Zellen, also dort, wo Fett zu Zellpower und körperlichem und mentalem Schwung verheizt wird.

Im Gegensatz zu uns Menschen produzieren Tiere Vitamin C aus Kohlenhydraten selbst, uns fehlt leider das dafür nötige Enzym. Deshalb erkälten sich Füchse, Eidechsen, Bergdohlen oder Pinguine selbst nachts und bei großer Kälte nicht. Wenn ihnen Vitamin C fehlt, synthetisiert ihr Stoffwechsel ganz einfach den nötigen Bedarf.

Wenn Raubtiere fettes Fleisch oder Aas fressen und möglicherweise Gefahr laufen, zu viel Fett anzusetzen, produzieren sie ebenfalls mehr Vitamin C. Schon eine kleine Extraration sorgt dann dafür, dass wieder mehr Körperfett in Energie umgewandelt wird. Diesen Doppeleffekt (weniger Körperfett, mehr Zellkräfte) können auch wir nutzen, wenn wir mehr Vitamin C zu uns nehmen. Zellforscher haben herausgefunden, dass die Drüsen fettleibiger Menschen meist bestürzend niedrige Konzentrationen an Vitamin C enthalten. So mancher vom Übergewicht Geplagte nimmt nur deshalb nicht ab, weil ihm Vitamin C fehlt. Mehr Obst, Salat und Gemüse auf den Teller – und schon funktioniert die Fettverbrennung wieder.

Finger weg von den falschen Snacks

- Meist sind gar nicht die Hauptmahlzeiten schuld, wenn die schwarze Nadel auf der Fußbodenwaage immer so hartnäckig in die falsche Richtung zeigt. Gefährlich sind die ungesunden Zwischenmahlzeiten gegen den kleinen Hunger, der einen tagsüber immer mal wieder plagt.
- Ein gesundes Mittagessen wird schnell verdaut, die Körperzellen mit Nährstoffen gefüttert. Doch nach etwa einer Stunde sinkt die Nährstoffkonzentration im Blut und allmählich regt sich Hunger. Jetzt öffnen unter anderem auch Fettzellen ihre Tore und speisen Triglyzeride in das Labyrinth der Blutgefäße ein. Bei Tieren in freier Natur stimuliert dieser Fettverlust den Hunger so stark, dass sie schließlich wieder auf Beute- bzw. Futtersuche gehen.
- So reguliert die Natur auf ganz einfache Weise den Fetthaushalt. Dies war auch bei unseren Vorfahren, den Neandertalern, so. Wir modernen Menschen aber lassen uns von süßen und fett-salzigen Snacks verführen, die uns von der Industrie immer verlockender angepriesen werden.
- Die eigentlichen Dickmacher sind oft die Snacks zwischendurch, die vielen kleinen Naschereien, Verlockungen aus der Schreibtischschublade, aus der Schale mit Schokowaffeln, Nusskrokant, Marzipan, süßen Knusperherzen oder Kokoskugeln daheim auf dem Wohnzimmertisch. Wer nicht vom Süßen verführt wird, wird oft Opfer salziger Snacks wie Kartoffelchips, Salzstangen, Salzcracker, aber auch von Brötchen oder Baguette-Scheibchen mit Fleischsalat, Mettwurst, Leberwurst oder fettem Käse.
- Oft schon wenige Minuten nach einem solchen Snack geben die Fettzellen keine Triglyzeride mehr ins Blut ab, sondern öffnen sich, um neuen Fettnachschub aufzunehmen. Ein einziges Wiener Würstchen, zwei oder drei Pralinen reichen aus, um einen gesunden Fetthaushalt durcheinander zu brin-

gen und ein Abspecken unmöglich zu machen. Gerade bei den Zwischengerichten gilt also: Vorsicht, Übergewicht – Finger weg von allem, was süß oder salzig schmeckt!

Öfter mal vegetarisch essen

Man kann tatsächlich durch Essen abnehmen, das beweisen uns tagtäglich die in freier Natur lebenden Tiere. Ihre Nahrung ist naturbelassen und deshalb lipolytisch, also Fett freisetzend. Die Natur möchte unbedingt, dass alle ihre Lebewesen schlank sind und es auch bleiben, deshalb hat sie es so eingerichtet, dass alle von ihr hervorgebrachten naturbelassenen Lebensmittel Fett im Körper abschmelzen. Wäre es der Wunsch der Natur, dicke Tiere und Menschen hervorzubringen, hätte sie lipogenetische Nahrungsmittel wachsen lassen, also solche, die zum Einbau von Triglyzeriden ins Speckgewebe beitragen. Dann würden vielleicht statt Bananen Bratwürstchen an Stauden wachsen oder statt Kirschen Pralinen an den Bäumen hängen.

Ein Reh ernährt sich ausschließlich vegetarisch von gesundem Gras, nährstoffreichen Knospen, Rispen oder Blättern und bleibt dabei wundervoll schlank. Jeder Mensch kann es ihm nachmachen. Wenn er vom Supermarkt oder dem Naturkostgeschäft heimkommt, den Einkaufskorb leert und üppig saftige Tomaten, Zucchini, Fenchel, Kohlrabi, Kartoffeln, Tofuprodukte oder Wildreis auspackt. Schmackhaft zubereitet mit Kräutern und Gewürzen, lassen sich köstlichere Gerichte zaubern als mit wässrigem Kassler, leeren Wollwürsten, Gulasch aus der Dose oder Buletten aus der Tiefkühltruhe. Das Prinzip lautet: Je höher der Anteil an pflanzlicher Kost ist, desto leichter und schneller funktioniert das Abspecken.

Das Programm

Die wichtigste Mahlzeit des Tages ist das Frühstück. Denn wenn wir morgens aus den Federn kriechen, haben unsere rund 70 Billionen Körperzellen schon einen erheblichen Teil der Nährstoffreserven in unserem Blut aufgesaugt und für ihren Stoffwechsel verwertet. Zellen sind wie Babys, sie haben morgens mächtig Hunger. Wenn wir jetzt nicht gesund essen, holt sich unser ausgezehrter Stoffwechsel das Zellfutter aus den Eiweiß- und Glukosereserven der Muskeln und des Bindegewebes. Davon bekommen wir Falten, unsere Muskulatur wird geschwächt, und unsere biologische Altersuhr läuft schon auf dem Weg ins Badezimmer viel zu schnell. Und das wollen wir ja schließlich nicht. Wenn wir ebenso gesund frühstücken wie Wildtiere, hat Bauch- und Hüftspeck bei uns in Zukunft keine Chance mehr.

Lernen Sie von Tieren und Pflanzen das richtige Frühstücken

- Unser Frühstück muss reich an Wasser, Vitaminen, Mineralstoffen, kostbaren Fettsäuren, Glukose und Aminosäuren, den Eiweißbausteinen, sein.
- Es soll nur begrenzt gesättigte Fettsäuren enthalten, wie sie etwa in Schinken, Roastbeef oder Käse enthalten sind.
- Dafür soll es viel bioverwertbares Eiweiß enthalten. Denn in unseren 70 Billionen Körperzellen laufen über die Synthese von Zellproteinen täglich Trillionen chemischer Reaktionen

ab. Wenn aber schon vormittags um zehn Uhr nur noch ein paar Eiweißbrösel im Blut schwimmen, bricht der Zellstoffwechsel zusammen und wir sehen alt und müde aus. Denken Sie immer daran: Der Spiegel gibt nicht nur über unser Äußeres Auskunft, sondern auch über unsere innere Fitness.

- Es gibt grundsätzlich nur ein gesundes Frühstück, das sich jedoch mit etwas Kreativität in reicher Vielfalt täglich neu kombinieren lässt. Beachten Sie die folgenden Richtlinien genau, sie gelten für sämtliche Kapitel dieses Ratgeberbuchs – ganz egal, ob Sie gut schlafen möchten, eine tolle Körperhaltung mit kräftigen Muskeln entwickeln wollen, ob Sie Ihre Psyche und damit Ihr Seelenleben stärken möchten oder Ihre Altersuhr zurückdrehen und ganz einfach wieder ein paar Jahre jünger werden wollen.

Das erste Frühstück

Eine kleine Obstschüssel, nach Belieben zusammengestellt aus klein geschnittenen Früchten wie Kiwi, Apfel, Banane, Nektarinen, Mango, dazu Nüsse, Sonnenblumenkerne, etwas Sahne oder Fruchtsaft. Eine solche knappe Mahlzeit liefert dem Gewebe einen Vitalschub an wichtigen Nährstoffen wie Vitaminen, Kohlenhydraten oder Spurenelementen. Der Zellstoffwechsel wird so richtig angekurbelt. Also, beim Einkauf im Supermarkt oder im Naturkostladen die Augen offen halten nach naturbelassenen Lebensmitteln, aus denen sich ein köstliches erstes Frühstück zaubern lässt.

Das zweite Frühstück

Etwa eine Stunde nach der ersten Mini-Mahlzeit regt sich Hunger – ein gutes Zeichen. Es beweist, dass der Zellstoffwechsel auf vollen Touren läuft und auch schon Fett verwertet wird. Nicht vergessen: Körperzellen sind wie kleine Kinder, sie haben ständig Appetit und wollen richtig schön aufgepäppelt werden.

Jetzt endlich gibt es also das lang ersehnte »richtige« Frühstück: Sie dürfen es wieder nach Belieben aus gesunden Lebensmitteln zusammenstellen. Noch ein Tipp: Nicht unbedingt jeden Tag auf dieselbe Weise frühstücken, das wird schnell langweilig. So ein Reh am Waldrand ist ja auch voller Eifer auf der Suche nach immer wieder anderen wohlschmeckenden Kräutern und Gräsern. Allein die Suche nach passenden Zutaten und die rasche Zubereitung kann ein aufregendes Abenteuer sein und einem das Wasser im Munde zusammenlaufen lassen.

Zu trinken gibt es heißen, dampfenden Kaffee oder schwarzen Tee (möglichst ohne Zucker, Süßstoff ist erlaubt). Ideal wäre natürlich Kräutertee mit seinen erfrischenden Inhaltsstoffen. In einem guten Bioladen kann man stundenlang all die tollen duftenden Teesorten studieren, ehe man eine davon auswählt. Ebenfalls gesund: Milch, Joghurt, Dickmilch und Kefir.

Auch Obst- und Gemüsesäfte zählen zum Angebot der Natur. Doch Vorsicht: Viele industriell hergestellte Tomaten- und Gemüsesäfte enthalten zu viel Salz. Der Grund: Je mehr Salz die Industrie Speisen und Getränken zusetzt, desto besser lassen sie sich verkaufen. Werden Sie also nicht zum Opfer der Saftindustrie.

Ideal ist die Anschaffung einer guten Saftpresse, mit der man auch köstliche Mischgetränke aus Obst und Gemüse selbst herstellen kann. Da freuen sich morgens unsere Zellen ganz besonders. Warum nicht mal mixen, was nach herkömmlicher Meinung nicht zusammengehört?

Weintrauben mit Roter Bete, Karotten mit Papaya, Fenchel mit Kirschen? Oder gleich alles zusammen?
In Kapitel 5 »Naturbelassene Lebensmittel« ab Seite 181 in diesem Buch finden Sie Listen sämtlicher Frucht- und Gemüsesorten, die sich speziell für die Zubereitung kerngesunder Biosäfte eignen. Dabei lernt man dann auch wieder die erstaunliche Geschmacksvielfalt der Natur kennen. Denn jedes Gemüse, jede Obstsorte hat ihren ganz unverwechselbaren Eigengeschmack.
Wenn wir längere Zeit hungern, zu wenig essen oder gar fasten, entwickeln wir einen Heißhunger, zunächst einmal auf Kohlenhydrate. Die sind unserem Stoffwechsel nämlich erst einmal am wichtigsten, damit das Leben in den 70 Billionen Körperzellen in Schwung kommt. Zum zweiten Frühstück gibt es deshalb Lebensmittel aus komplexen Kohlenhydraten, in denen das volle Getreidekorn noch zu sehen und zu spüren (und zu schmecken) ist. Dazu können Sie wählen zwischen:
- Vollkornbrötchen,
- Vollkorn- oder Mehrkornbrot,
- Pumpernickel,
- Vollkorntoast,
- Knäckebrot.

Ideal dazu sind:
- Mager- oder Kräuterquark,
- magerer (Frisch-)Käse,
- Butter.

Eiweißreiche Zutaten bieten etwas »zum Beißen« und stillen gleichzeitig den Hunger auf gesunde Weise. Dazu gehören:
- magerer Schinken,
- kalter Braten,

- Roastbeef,
- Putenfleisch,
- Forellenfilet,
- Tatar,
- ein Ei.

Die optimale Ergänzung für ein herzhaftes zweites Frühstück sind Vitamin- und Nährstoffspender. Variieren Sie ganz nach Belieben zwischen:

- Tomaten- oder Gurken-Scheibchen,
- Mixed Pickles,
- sechs Oliven,
- Zwiebelringen,
- einer Scheibe Rote Bete,
- Mais.

Gratulation: Sie haben sich jetzt ein zweites Frühstück zubereitet, das fast ausschließlich aus lipolytischen (Fett schmelzenden) Lebensmitteln zusammengesetzt ist. Überlassen Sie die Fettverbrennung jetzt ganz einfach Ihrem Stoffwechsel. Der nutzt die enthaltenen Nährstoffe, um Fettmoleküle aus den Speckzellen zu befreien und zur Energieverwertung in die Körperzellen zu schleusen. Sie haben jetzt genauso gesund gefrühstückt wie Tiere in freier Natur und können mit gutem Gewissen den Tag anpacken.

Doch Vorsicht: Begehen Sie jetzt nur nicht den Fehler, die Fettschmelze in Ihrem Körper durch dick machende Snacks zu bremsen. Regt sich irgendwann im Laufe des Tages Appetit, dann greifen Sie zu Zwischenmahlzeiten, die den Fettverbrennungsprozess in Ihrem Körper weiter stimulieren.

Snacks, die schlank machen

- Trockenfrüchte
- Bananen
- Feigen
- Datteln
- Halbe Avocado
- Hand voll Nüsse oder Kerne
- Obstsalat
- Becher Apfelreis mit Honig
- Würziger Bohnensalat mit kleinen Fleischstückchen
- Tomate, mit Kräuterquark gefüllt
- Geraspelte Karotten, mit Öl, Zitrone, Salz und Pfeffer angemacht
- Krabbencocktail mit Diät-Mayonnaise und Ananasstückchen
- Vollkorntoast mit Kräuterfrischkäse
- Pumpernickel mit Butter und Ei-Scheibchen
- Biojoghurt mit Obststückchen und Honig
- Tofuwürstchen
- 30 Gramm Thunfisch aus der Dose mit Knäckebrot
- Scheibe Lachs mit Vollkorntoast
- Kaviar mit Ei-Scheibchen und Pumpernickel
- Muscheln aus dem Glas mit Tomaten-Scheibchen

Ein kerngesundes Mittagessen

Wir modernen Zeitgenossen starten oft gerade mit der Mittagsmahlzeit einen Großangriff auf unsere Gesundheit. Unsere Geschmacksknospen auf Gaumen- und Zungenschleimhaut sind gierig nach dem Geschmack von Süßem oder Salzigem. Sie können gar nicht genug davon bekommen. Dies ist gleichzeitig einer der Gründe,

weshalb viele von uns Übergewicht ansetzen, dick oder gar fettleibig werden.
Nicht allein die Zusammensetzung der Nahrung spielt eine Rolle, sondern auch die Kontrolle darüber, wie viel wir zu uns nehmen. Oft wissen wir gar nicht so richtig, ob wir nun satt sind oder nicht. Aber weil immer noch reichlich Süßes oder Salziges auf dem Teller liegt, essen wir munter weiter.
Ernährungsphysiologen an der University of Southern California in San Diego (USA) haben einen interessanten Versuch gemacht. Sie luden 48 gesunde, weibliche und männliche Studenten zu einer Studie ein. Alle Teilnehmer bekamen tiefe Teller vorgesetzt, die gefüllt waren mit kleinen Schneckennudeln und einer köstlich schmeckenden und duftenden, so richtig kräuter- und käsesahnigen Sauce Bolognese. Der Gag: Die Suppenteller waren fest auf der Tischplatte angebracht und hatten an ihrem Boden kleine Öffnungen, durch die von unten immer wieder Nachschub an dieser wahrhaft verführerischen Pastaspeise nach oben geschoben wurde.
Die Versuchspersonen hörten nicht mehr auf zu essen. Manche von ihnen konsumierten die zwei- oder dreifache Menge dessen, was sie normalerweise aßen. Sie waren es aus ihrer Kinderzeit gewöhnt, dass ihnen die Mutter den Teller füllte und sie diesen dann leer aßen. Erst dann fühlten sie sich satt. Im Laufe der Jahre und Jahrzehnte büßten sie so ihre natürliche Sättigungskontrolle ein. Vielen von uns geht es ebenso. Ganz egal, ob daheim oder im Restaurant: Wir sind mehr oder weniger Opfer der handelsüblichen Größe von Porzellantellern. Die werden gefüllt und bestimmen das Maß an Nahrung, das unserem Körper gut tun soll. Doch was auf

unseren üppig gefüllten Tellern drauf ist, ist meist schon zu viel.

Rehe bleiben länger satt

- Unser Appetit, ebenso wie jener des schönen, schlanken Rehs am Waldrand, wird vom Hypothalamus aus gesteuert, einer kleinen Drüse im Zwischenhirn. Ein Hungerzentrum stimuliert den Essdrang, ein Sättigungszentrum hemmt ihn.
- Sinnliche Wahrnehmungen und Reize, wie Anblick, Geschmack oder Geruch einer Speise, stimulieren nervliche und hormonelle Impulse, die dem Hypothalamus melden, ob wir satt sind oder nicht.
- Auch der Füllungsstand des Magens meldet dem Gehirn über bestimmte Sensoren, ob noch eine weitere Scheibe Braten samt Knödel und Sauce »geht« oder nicht.
- So genannte Rezeptoren im Hypothalamus, in der Leber und an anderen Körperstellen überwachen das Blut auf seine Nährstoffkonzentration. Dabei spielt besonders der Blutzucker eine Rolle. Fehlt Glukose, die kleinste Einheit der Kohlenhydrate, melden sich sofort Appetit oder Hunger. Deshalb machen Süßes und helle Mehlprodukte dick. Die in ihnen enthaltene schnell lösliche Glukose strömt als Blutzucker ins Gefäßlabyrinth, wird aber schnell in Zellen eingebaut oder zum Umbau in Fett in die Leber weitertransportiert. Als Folge davon sinkt der Blutzuckerwert – ganz schnell meldet sich erneut der Hunger.
- Unser Reh ernährt sich hingegen von so genannten komplexen Kohlenhydraten, also von Pflanzen. Die werden in Magen und Darm in einem allmählichen, oft Stunden währenden Prozess abgebaut und als Blutzucker weitertransportiert. Deshalb verfügt das Reh stets über stabile Blutzuckerwerte und wird nicht unnötig hungrig, sondern bleibt länger satt.

- Dieser Mechanismus ist für die Natur sehr wichtig, denn er garantiert, dass wild lebende Lebewesen nie Übergewicht ansetzen. Für uns Menschen ist es ganz einfach, dieses natürliche Gebot zu übernehmen, nicht anders, als es unsere Vorfahren in früheren Jahrhunderten getan haben, in denen Übergewicht weitgehend unbekannt war. Wir müssen – nach dem Vorbild der Rehe – einfach umsteigen von Süßem und hellen Mehlprodukten auf komplexe Kohlenhydrate, wie sie in pflanzlicher Kost enthalten sind. Dann bleiben auch wir länger satt – und die Fettschmelze läuft von ganz allein auf vollen Touren.

Ideal für die mittägliche Hauptmahlzeit ist eine Kombination aus:

– einem Eiweißspender, wie z. B. Fisch, mageres Fleisch, Hähnchen, Tofu;
– einem Kohlenhydratspender, wie Vollkornnudeln, Kartoffeln, Naturreis;
– und einem Nährstoffspender wie Gemüse, Hülsenfrüchte, Salat usw.

Im Kapitel 5 »Naturbelassene Lebensmittel« ab Seite 184 in diesem Buch finden Sie Listen mit gesunden Zutaten, aus denen Sie nach Belieben ein nahrhaftes Mittagessen zusammenstellen können. Die Portionen sollten nicht zu groß sein. Denken Sie immer daran: Unsere Körperzellen sind meist schon gesättigt, ehe zwei Drittel des Nahrungsbreis überhaupt verdaut sind. Jeder zusätzliche Bissen liefert Kalorien und wird zum Teil in Form von Triglyzeriden in den Bauchspeck eingebaut.

Wenn das Mittagessen süß schmecken soll, nehmen Sie am besten Vollkornprodukte. Pfannkuchen, Kaiserschmarrn etc. lassen sich auch wundervoll mit Vollkornmehl zubereiten. Wenn Sie helles Weizenmehl verwenden, das weitgehend nährstofffrei ist, potenziert sich die darin enthaltene schnell lösliche Glukose mit dem verwendeten Zucker und dem Fett, mit dem das Gericht zubereitet wird, zu einem ordentlichen Dickmacher. Weichen Sie zum Süßen lieber auf Honig, Ahornsirup oder Melasse aus. Sie enthalten Fruchtzucker, der gesünder ist als raffinierter Haushaltszucker.

Beispiele für eine ideale Mittagsmahlzeit

- Blattspinat mit Kartoffeln und Spiegelei
- Würziges Tofu-Geschnetzeltes mit Naturreis und Karotten
- Schweinelendchen mit Folienkartoffel und Fenchelgemüse
- Kürbiscremesuppe mit Pumpernickel und Butter
- Kartoffel-Gemüse-Topf
- Gegrillter Fisch mit Blumenkohl und Petersilienkartoffeln
- Tofuwürfel mit Austernpilzen und Wildreis
- Pellkartoffeln mit Avocadoquark
- Vollkornnudeln mit Sauce Bolognese
- Asiatischer Hähnchen-Gemüse-Topf
- Kleines Steak mit Süßkartoffeln und Brokkoli

Fleisch-, Fisch- oder Geflügelportionen brauchen nicht größer zu sein als 80 Gramm. Gehen Sie bei der Zubereitung sparsam mit Salz um, verwenden Sie lieber Kräuter und Gewürze. Gemüse sollte nur kurz in wenig Wasser gegart werden. Kippen Sie das Gemüsewasser nicht weg, fein gewürzt ergibt es ein nährstoffreiches Getränk. Trinken Sie zum Essen selbst möglichst wenig, lieber vor oder nach der Mahlzeit. Empfehlenswert ist ein kleiner Salat vorweg, angemacht mit einem guten Pflanzenöl und Essig oder Zitronensaft (oder mit beidem). Ein solcher Salat regt die Bildung von Magensäure an und ist daher wichtig für die Eiweißvorverdauung.

Das Abendessen

Die Abendmahlzeit sollte weder zu spät gegessen sein noch zu schwer ausfallen. Warnendes Beispiel für ein ungesundes Abendessen ist das nach zehn Uhr abends beim Griechen genossene dicke Pfeffersteak mit viel salzig-fettiger Sauce, Pommes frites und einem extrem gesüßten Dessert hinterher. Der Unterschied zu dem zarten Weidedinner eines Rehs oder der Abendmahlzeit irgendeines anderen frei lebenden Tieres ist offensichtlich.

Am besten wäre es, nach 19 Uhr gar nichts mehr zu sich zu nehmen, abgesehen von Getränken. Eine schwere, proteinreiche Mahlzeit mit einem 200-Gramm-Schnitzel oder drei Scheiben Schweinebraten bedeutet für den Organismus enormen Verwertungsstress. Da geht erst mal die Körpertemperatur hoch, während sich die Gefäße verengen – schlechte Voraussetzungen für eine gesunde Verdauung, wie die Natur sie in unserem Erbgut vorgesehen hat. Magen und Darm haben bis in die Nacht hinein zu tun und unverdautes Eiweiß fängt in tieferen Darmabschnitten zu faulen an.

Weil die Mahlzeit außerdem noch einige Teelöffel Salz enthält, ist an ein Einschlafen nicht zu denken. Das Natrium im Salz stellt die Gefäße eng, dadurch steigt der Blutdruck leicht an, mit dem Ergebnis, dass man sich unruhig und schlaflos im Bett hin und her wälzt. (Mehr dazu finden Sie im Kapitel »Schlafen wie ein Murmeltier« ab Seite 122.)

In der Nacht regenerieren sich unsere stressgeplagten Körperzellen. Da wird überall fleißig repariert, ergänzt, neue Zellen entstehen, während verbrauchte Zellen abgebaut werden. Schließlich haben stressbedingter Nährstoffmangel, freie Radikale oder auch ganz normale Alterserscheinungen dem Gewebe tagsüber ordentlich zugesetzt. Und was ganz wichtig ist: Für die Verjüngung unseres Gewebes verbrennen unsere Zellen neben Glukose auch Fettmoleküle zu Energie. Je tüchtiger der Stoffwechsel nachts das Gewebe verjüngt, desto mehr Fett wird verbrannt. Eine schlanke Figur und ein jugendliches Äußeres sind also wie Zwillinge, die von unserem Organismus gleichzeitig produziert werden.

Damit wir uns morgens vor dem Spiegel über ein verjüngtes Erscheinungsbild freuen können, müssen wir bereits mit dem Abendessen entsprechende Vorsorge treffen. Da zählen vor allem die Vitamine, die kleinen Lieblingsmoleküle der Natur. Weil Vitamine fast ausschließlich von Pflanzen produziert werden, empfiehlt sich Vegetarisches zur letzten Tagesmahlzeit: also Salat, Rohkost und Gemüse, außerdem Vollkornprodukte in jeglicher Form.

Beispiele für eine gesunde Abendmahlzeit

- Maiskolben, gekocht oder gebräunt, mit Kräuterbutter
- Vollkorn-Omelett mit Schafskäse und Oliven
- Wildreissalat mit Fenchel
- Gebackener Mozzarella mit Mehrkornbrötchen
- Hüttenkäse mit Erdbeeren und Vollkorntoast
- Exotischer Fruchtsalat mit Camembert und Knäckebrot
- Tomaten-Zucchini-Gratin
- Scheibe Leber, gebraten, mit Spinat
- Räucherfisch mit Bohnensalat und Vollkorntoast
- Tofu-Würstchen, gebraten, mit Rührei und Vollkorntoast

2 Schön wie eine Rose

Königin der Blumen wird die Rose zu Recht genannt, dabei steht die sprichwörtliche Anmut dieses dornenbewehrten Gewächses stellvertretend für alle Blumen, aber auch für sämtliche anderen Pflanzen. Man braucht keine Lupe, um zu sehen, mit welch einzigartiger Schönheit die Natur selbst so genanntes Unkraut ausgestattet hat. Dies ist auch kein Wunder, denn ein reizvolles Äußeres ist seit jeher wichtiges Instrument bei der Partnersuche – auch bei Pflanzen. So wie goldschimmernde Käfer oder farbenprächtige Pfauen Aufmerksamkeit auf sich ziehen wollen, lebt auch der Fortpflanzungstrieb der Pflanzen vom lockenden Signal an die Umwelt: »Seht her, wie hübsch ich bin!«

Bei uns Menschen ist dies nicht anders, denn wir waren ja vor rund 200 000 Jahren auch noch Tiere. Das Verlangen, attraktiv auszusehen, auf andere Menschen einen netten oder gar verführerischen Eindruck zu machen, ist genetisch in uns angelegt. Leider sind wir mit unserem Spiegelbild oft alles andere als zufrieden. Als Folge davon sind die Erdgeschosse unserer Kaufhäuser für die Abteilung Damenkosmetik reserviert, im Supermarkt finden sich endlos lange Regalreihen für Haarfärbe- und Verschönerungsmittel, wir suchen Hilfe beim Friseur und im Schönheitssalon und die TV-Programme leben weitgehend von der Werbung für Feuchtigkeitscremes, Anti-Fal-

ten-Mittel, tolle Lidschatten und Mittel, die die Zähne wieder strahlend weiß leuchten lassen.
Vernünftiger wäre es, uns von einer Rose beraten zu lassen, die Geheimnisse ihrer Schönheit zu erkunden und es ihr ganz einfach nachzumachen. Denn die Prinzipien für Anmut und Liebreiz sind in der Natur überall gleich, man kann sie an jeder Glockenblume, Akelei, an jeder Libelle oder an jedem sibirischen Tiger ablesen.

Rosenzarte Haut

Rosen und Menschen haben viel gemeinsam: Ihre Zellen ähneln sich und Wasser ist ihr wichtigster Schönheitsstoff. Dies hängt damit zusammen, dass eine glatte Haut und gut polsterndes Bindegewebe immer aus dem Inneren kommen und niemals von außen aufgetragen werden können – egal, wie oft die Kosmetikindustrie uns das in ihrer Werbung auch weismachen möchte. Wenn Blumen und andere Pflanzen Wasser verlieren, welken sie und werden unansehnlich. Bei uns Menschen ist das nicht anders.
Damit sie nicht austrocknet, nutzt die Rose zwei wichtige Mechanismen, die auch uns als Vorbild dienen:

1. Sie schützt und bewahrt die äußeren Hautzellen ihrer Epidermis mit einer Art Wachsschicht.
2. Sie reichert die wässrige Lösung im Inneren ihrer Pflanzenzellen mit Kalium-Ionen an, elektrisch geladenen Atomen des Mineralstoffs Kalium.

Auf diese Weise stellt sie sicher, dass ihr Gewebe stets üppig mit Zellwasser versorgt ist, ausgehend vom Wurzelgeflecht über den Stamm und andere Pflanzenteile.
Auch wir Menschen können ein Leben lang eine ro-

senzarte Haut haben. Modernen Dermatologen zufolge sollte unsere Haut am ganzen Körper so unversehrt aussehen wie an der Innenseite unserer Oberarme. Jeder von uns kann diesen kleinen Test ausführen, um festzustellen, ob die Haut in seinem Gesicht, im Hals- und Brustbereich frühzeitig gealtert ist oder nicht.

In jedem von uns steckt eine Rose

- Denn unsere Körperzellen ähneln denjenigen einer Pflanze fast wie eineiige Zwillinge.
- Genau wie auch Pflanzen und Tiere sind wir Menschen aus vielen Millionen Zellen aufgebaut. Im Inneren jeder Zelle enthält der Zellkern die Erbanlagen, das wässrige Innere der Zelle ist angefüllt mit so genannten Organellen, Zellelementen, die für den Stoffwechsel unerlässlich sind.
- Pflanzen saugen so lange Wasser aus den Wurzeln und über den Stamm auf, bis der Widerstand ihrer Zellwände so stark ist, dass sie aufrecht, jung und üppig dastehen. Weil die Pflanzen aber keine Beine haben, mit denen sie bei Trockenzeit auf Wassersuche gehen können, richten sich ihre Zellen in ihrem Inneren verhältnismäßig große Wassertanks ein, die so genannten Vakuolen. Sie dienen als Reservoir, das bei Bedarf immer wieder aufgefüllt bzw. angezapft wird.
- Mit einem äußerst sensiblen Hormonsystem sorgen die Pflanzen dafür, dass ihr Zellwasser mit dem Mineral Kalium angereichert ist. Der Gegenspieler von Kalium, Natrium, entzieht den Zellen nämlich Wasser. Zwischen den beiden Kontrahenten im Stoffwechsel kommt es zu einer stetigen Wechselwirkung, bei der Wasser in die Zellen hinein- bzw. herausfließt.
- Ausreichend Kalium im Inneren einer Zelle ist der Garant dafür, dass stets verjüngendes Zellwasser neu einströmt. Der

Gegenspieler des Kaliums, das Natrium, ist Bestandteil von Kochsalz. Wenn wir Pflanzen in eine Salzlösung legen, trocknen sie schnell aus, weil ihnen dieses Mineral Feuchtigkeit entzieht. Bei uns Menschen ist es nicht anders. Wenn wir salzreich essen, verlieren unsere Zellen Wasser, sie schrumpfen und welken, werden alt. Kalium hingegen, das reichlich in Gemüse, Hülsenfrüchten oder Bananen enthalten ist, pumpt Wasser in die Körperzellen hinein und macht sie wieder jung.

- Dieser Mechanismus funktioniert seit Hunderten Millionen von Jahren auf stets dieselbe Weise. Er beweist, dass Schönheit immer von innen kommt und niemals durch Cremes von außen aufgetragen werden kann.

Pflanzen brauchen keine Seife

Die Blütenblätter, Blätter oder Stängel der Pflanzen werden vom Regen abgewaschen. Sie kommen weder mit aggressiven Reinigungslotionen oder acetongetränkter Watte in Berührung, werden nicht immer wieder mit Kosmetikbürsten oder nach Zitrone duftenden Erfrischungstüchern aus der Drogerie abgeschrubbt. Regenwasser kommt als Saubermacher für die Haut dem genetisch festgelegten Ideal am nächsten. Wenn wir mit dem Finger zärtlich über ein Rosenblatt streichen, spüren wir, wie viel Wert Pflanzen auf ihre Schönheit und ihre Gesundheit legen.

Mit zwei Quadratmeter oder mehr an Fläche ist unsere Haut unser größtes Organ. Ihre oberste Schicht, die Epidermis oder Oberhaut, enthält keine Blutgefäße, die darunter liegende Dermis ist bereits üppig mit Bindegewebe gepolstert. Darunter liegt eine weitere Schicht aus

Bindegewebe und Fett. Die Haut macht etwa 15 Prozent unseres gesamten Körpergewichts aus.
Ein Stück Gesichtshaut, so groß wie ein 10-Cent-Stück, enthält rund einen Meter Blutgefäße, über 100 Schweißdrüsen, rund fünf Meter Nervenfasern, zwei Meter Lymphgefäße für den Abtransport von Schlackenstoffen, 25 Nervenendigungen für den Tastsinn und das Schmerzempfinden und Tausende von Pigmentzellen für die Hautfärbung.
Unsere Haut stellt ihre eigene schützende Feuchtigkeitscreme her, wir brauchen also nicht unbedingt in die Parfümerie zu gehen, um unserer Haut zu helfen. Auf der Haut bildet sich natürlicherweise ein säuerlicher Schutzfilm, der krankheitserregenden Mikroorganismen gar nicht schmeckt und sie abschreckt. Dieser Film besteht aus ranzigem Cholesterin, abgeschilferten Hautschuppen, altem Talg und Schweiß sowie körpereigenen »guten« Bakterien, die bedrohliche Fremdbakterien angreifen und abtöten. Die Haut verfügt also über ihren eigenen natürlichen Immunschutz.
Damit ist klar, dass ätzende Hautreinigungsmittel hier nur schaden können. Ideal ist eine hautneutrale Seife aus der Apotheke. Denn einfach auf den nächsten Regenguss zu warten, bis man wieder sauber wird, das wollen wir Menschen denn doch nicht.

Schwefel für schöne Haut

Wenn der morgendliche Tau in winzigen Perlen auf den Blütenblättern der Rose blitzt und funkelt, erkennt man das Geheimnis ihrer Schönheit: Außen perlt das Wasser ab, während es von innen her für üppige Pracht sorgt. Bei

uns Menschen ist dies nicht anders: Unsere Haut braucht kaum Feuchtigkeit von außen, eine gesunde Haut ist eher wasserabweisend. Deshalb sind Feuchtigkeitscremes aus der Parfümerie kein natürliches Schönheitsmittel. Sie kaschieren nur den Mangel an Feuchtigkeit, die den Hautzellen aus dem inneren Stoffwechsel zugeführt wird. Eine Feuchtigkeitscreme lässt die Haut äußerlich gesund und jung aussehen – aber nur für kurze Zeit. Innen bleibt die Haut trotzdem alt, welk und ausgedörrt.
Das Schönheitsmineral der Natur, dem alle Tiere und Pflanzen ihr glänzendes Fell, ihre hübschen Federn oder ihre üppig jungen Blätter verdanken, ist der Schwefel. Er ist in den Zellen aller Pflanzen und Lebewesen enthalten, bei gesunder Ernährung macht er ein Viertelprozent unseres Körpergewichts aus. Menschen, die vorzeitig gealtert und darüber sehr unglücklich sind, fehlt oft ein Viertel oder ein Drittel der nötigen Schwefelkonzentration in Haut und Bindegewebe. Da fällt es freilich schwer, hübsch und jung auszusehen.

Verjüngender Schwefel für die Haut

- In der Apotheke oder Drogerie kann man Schwefel nicht kaufen, um ihn etwa als Nahrungsergänzung einzunehmen. Das Mineral ist an bestimmte Eiweißbausteine gebunden, von denen es wie von einem Taxi mitten hinein in die Haut und Haar produzierenden Keratinzellen transportiert wird.
- Auch in pflanzlicher und tierischer Nahrung ist Schwefel Bestandteil von Aminosäuren wie Methionin, dem bedeutenden Jungmacher der Natur, oder Zystein, dem wichtigen Rohstoff für gesundes Bindegewebe. Eigelb, Fisch, Käse,

Gemüse, Zwiebeln, Knoblauch, Obst und Salat sind besonders reich an dem Mineralstoff.

- Wo immer in der Natur Korn oder Früchte gegen Austrocknen geschützt werden müssen, ist Schwefel enthalten. Dies gilt für Bohnen, Erbsen, Linsen oder Tofuprodukte ebenso wie für Nüsse, Samen oder Kerne. Jeder von uns kann sich also seine eigene schwefelreiche und hautverjüngende Nahrung zusammenstellen. Dann kann es sein, dass sich schon nach zwei, drei Tagen feine Hautrisse schließen, die Haut wieder geschmeidig und weich wird – so wie die Blütenblätter einer schönen Rose.
- Schwefel macht die Schutzschicht der Haut ölig feucht – Voraussetzung dafür, dass sie nicht austrocknet. Weil es sich auch mit dem Immunstoff Selen verbindet, schützt Schwefel die Haut außerdem auch vor aggressiven Sonnenstrahlen.

Das Geheimnis der Omega-Fettsäuren

Pflanzen nehmen Regenwasser kaum oder gar nicht von außen auf, es perlt an ihren Blättern und Blüten ab. Dafür richten es die Pflanzen so ein, dass ihre Blätter das niederrieselnde Wasser möglichst dem Wurzelbereich zuleiten, sodass es aus dem Erdreich als Nährflüssigkeit aufgenommen werden kann. Danach speisen sie ihre Zellen von innen mit der kostbaren Flüssigkeit.

Wenn wir hübsch und jung aussehen möchten, müssen wir neugierig und liebevoll so eine schöne Rose studieren und ihr ihre Geheimnisse abschauen. Eine Sonderrolle spielen dabei ungesättigte Fettsäuren. Pflanzen bilden sie in ihrem eigenen Stoffwechsel, um ihre Zellwände und Außenhäute bzw. -schalen abzudichten. Schönheit, Jugend und Gesundheit sind nämlich für Pflanzen stets ein und dasselbe. Eine Rose, Orchidee, Lupine oder eine

Mohnblume, die nicht stolz und üppig in der Sonne leuchtet oder sich im Wind wiegt, ist auch gar nicht so richtig lebensfähig. Dies ist ein genetisches Prinzip der Natur.
Wo immer Pflanzen ihr Zellwasser konservieren, nutzen sie Omega-Fettsäuren als Mittel zum Abdichten. So z. B. für ihre eigenen unzähligen dünnen Zellmembranen, aber auch für den Schutz nach außen: in der Schale von Tomaten, Spinatblättern, Zucchini, Kopfsalat usw. Omega-Fettsäuren sorgen dafür, dass die Hautzellen nicht austrocknen. Dass sie das Zellwasser, das ihnen zuströmt, auch konservieren und behalten. Nur so bleibt die Haut üppig jung und wir freuen uns, wenn wir uns im Spiegel betrachten.
Fett und Fett ist also zweierlei: Die von Energie-Power strotzenden gesättigten Fettsäuren, die Triglyzeride, sind bestes Rohfutter zur Verbrennung in den Energiebrennkammern der Zellen. Viel feiner, kostbarer aber sind die ungesättigten Fettsäuren in Avocado, Oliven, Tofu, Hülsenfrüchten, Nüssen, Samen oder Pflanzenölen. Sie zählen neben dem Mineral Schwefel zu den wichtigsten Nährstoffen aus dem Schönheitssalon der Natur.
Omega-Fettsäuren sind auch reichlich in Fisch enthalten, ganz speziell in Kaltwasserfisch wie Lachs, Makrele, Heilbutt, Kabeljau usw. Sie wirken auch der Blutgerinnung entgegen, machen das Blut dünnflüssiger und sorgen somit für eine bessere Durchblutung.

Womit wir unserer Haut eine Freude bereiten

- Wenn wir viel Gemüse und Obst essen, päppeln wir die Haut mit Wasser auf. Sie kann dann das Dreifache ihres Eigengewichts an Flüssigkeit aufnehmen. Dann funktioniert ihr

Stoffwechsel auf Hochtouren, sie ist weich, geschmeidig und jung.

- Auch das B-Vitamin Biotin ist ein Schönheitsstoff für die Haut. Unsere Darmflora stellt es bei gesunder Ernährung selbst her, es ist aber auch in Tomaten, Karotten, Tofuprodukten, Naturreis, Vollkornprodukten und Nüssen enthalten. Auch Biotin kann den Glanzstoff Schwefel binden und in unsere Hautzellen hineintragen. Das Vitamin kontrolliert auch die Talgproduktion. Ohne Biotin wird die Haut schnell welk und alt. Die Natur hat Biotin unter anderem zu dem Zweck entwickelt, unsere Haut jung und geschmeidig zu erhalten.
- Unsere Haut braucht Sonne, sie ist genetisch daran angepasst, dass wir uns viel im Freien aufhalten. Hautzellen können sehr leiden, wenn sich ihr Besitzer immer nur in seinen vier Wänden verkriecht.

Vorsicht, Sonnenbrand!

Was unsere Haut gar nicht mag, ist ein Zuviel an sengenden Sonnenstrahlen um die Mittagszeit. Eitelkeit ist ein Feind der Haut. Tiere in freier Natur verkriechen sich mittags in Hecken oder ins Unterholz, um den gefährlichen UV-Strahlen auszuweichen. Kleintiere wie Würmer, Spinnen oder Insekten verstecken sich in dem dunkel-feuchten Schutz von Erdspalten. Blumen schließen jetzt ihre Blüten, wenden sich von der Sonne ab und verriegeln die feinen Poren auf ihren Blättern, um nicht zu viel Feuchtigkeit nach außen abzugeben.

Unsere Haut schützt sich, nicht anders als die Haut von Tieren und Pflanzen, konsequent gegen Sonnenschäden. Die Grundlage für eine hübsch nougatfarben gebräunte Haut liegt in der Hirnanhangsdrüse. Sie synthetisiert morgens, am Vormittag und am Nachmittag viel von ihrem

Hormon MSH (Melanozyten-stimulierendes Hormon), das die Farbpigmentbildung in Hautzellen anregt. Je stärker die Sonne scheint, desto mehr MSH produziert die kleine Drüse im Zwischenhirn. Mittags aber drosselt sie die Synthese. Das ist auch verständlich, denn um diese Zeit meiden Lebewesen ohnehin die Sonne. Es ist Teil des faszinierenden Sparsamkeitssystems der Natur, dass nach Möglichkeit auch keine Hormonmoleküle nutzlos produziert und verschenkt werden.

Dies bedeutet freilich, dass uns gerade mittags der nötige Sonnenschutz fehlt. Wer sich um diese Zeit ungehemmt den aggressiven UV-Strahlen aussetzt, schadet seiner Haut gehörig. Wenn Tiere Verstand hätten, würden sie über ein derart unvernünftiges Verhalten nur den Kopf schütteln. Ein einziges mittägliches Sonnenbad im Sommer oder im Winter im Schnee kann die Haut um bis zu zwei Jahre altern lassen.

Die gute Nachricht: Am schönsten und nachhaltigsten bräunt die Sonne am Vormittag, am Nachmittag und im Sommer auch am frühen Abend. Dann stellt unsere kleine Hirnanhangsdrüse auch ausreichend MSH her, das für eine reichliche schützende Pigmentbildung in der Haut sorgt.

Jugendliches Bindegewebe

Das in unserem Bindegewebe enthaltene Kollagen polstert nicht nur in unserem Inneren Organe und Gefäße, sondern auch die Haut. Viel Bindegewebe unter der Haut macht Falten, Runzeln, Krähenfüße mehr oder weniger unmöglich. Deshalb wäre es gut, etwas über das Kollagen zu wissen.

Es besteht hauptsächlich aus Eiweiß, aus den Aminosäuren Prolin und Lysin. So genannte Fibroblasten (Bindegewebszellen) saugen unermüdlich diese Eiweißbausteine aus dem Blut und verknüpfen sie zu schier unzerreißbaren und dabei flexiblen Netzen aus Kollagenfasern, die zusätzlich mit kräftigen Elastin-Fasern verwoben werden. Bindegewebe ist ein Wunder der Natur. Wenn Sie mit Daumen und Zeigefinger in Ihre Wange kneifen und loslassen, sollte das Gewebe sofort gummiartig in seine ursprüngliche Form zurückspringen. Dann ist das Bindegewebe gesund und jugendlich unversehrt. Doch da hapert es leider bei vielen Menschen ab dem 35. Lebensjahr. Fehlernährung, Bewegungsmangel und zu wenig Schlaf sorgen dafür, dass das Bindegewebe immer mehr ausdünnt. Genussgifte wie Alkohol, Kaffee und Nikotin tun ein Übriges. So raubt jede Zigarette dem Organismus 20 Mikrogramm Vitamin C, das sowohl für die Giftentsorgung benötigt wird als auch für den Neuaufbau jungen Bindegewebes unersetzlich ist. Dies ist der Grund, weshalb starke Raucher mitunter winzige Fältchen über der Oberlippe entwickeln. Weil Vitamin C fehlt, ist nicht genug polsterndes Kollagen vorhanden.

Eiweiß für viel gesundes Kollagen finden wir ausreichend in unserer Nahrung. Dabei gilt freilich: Pflanzliches Eiweiß – etwa in Kohlrabi, Sellerie, Kohl oder Tofu – kann vom Körper viel besser verwertet werden als die Proteine in einem Bissen zähen Schweineschnitzels, der erst mühsam gekaut und von Magen- und Darmsäften zersetzt werden muss. Etwas Zitronensaft oder Essig (z. B. vor dem Essen im Salat) regt die Bildung von Magensäure an und stimuliert so die Vorverdauung von Nahrungseiweiß.

Schönheitskur mit Zink und Vitamin C

- Bindegewebszellen sind wie winzige betriebsame Werkstätten, die Eiweißfasern herstellen. Wie in jeder menschlichen Werkstatt oder Fabrik werden dafür fähige Facharbeiter benötigt. Im Kollagen sind das Enzyme, die als Kern das Vitamin C oder das Spurenelement Zink enthalten. Über das Blut werden also die Rohstoffe sowohl für die Herstellung von Kollagenfasern als auch von Enzymen angeliefert.
- Viele Menschen klagen deshalb über eine alte, dünne Haut, weil ihnen nicht nur Eiweiß, sondern auch Zink und Vitamin C für die Kollagenverjüngung fehlen. Zu allem Übel bildet Bindegewebe 25 Prozent unserer Protein-Reserven im Körper. Bei Stress verbrauchen wir bekanntlich jede Menge Eiweiß, aus Muskeln und auch aus dem Bindegewebe. Deshalb bricht bei Menschen, die von früh bis spät durch die Stressmühle gedreht werden (daheim und/oder im Beruf) oft das Bindegewebe, das die Haut gut polstern soll, zusammen.
- Wir modernen Zeitgenossen sind gezwungen, unsere Kinder zu versorgen, am Arbeitsplatz Computerbriefe zu schreiben oder die Vorgaben der Zeitarbeitsplaner zu erfüllen Außerdem darf unser Bankkonto nicht zu sehr ins Minus rutschen – und die Wohnung soll auch noch in Schuss gehalten werden. Wenn es dann auch noch zu Konflikten mit dem Chef oder dem Partner kommt, zu Sorgen, Kummer und Problemen, entzieht der mentale Stress dem Bindegewebe permanent seine kunstvoll geknüpften Kollagenfasern.
- Hinzu kommt, dass junges Bindegewebe ohnehin nur im Schlaf oder im Ruhezustand produziert wird. Wem nachts zwei Stunden Schlaf fehlen, dem fehlen zwangsläufig auch zwei Stunden Gewebeverjüngung. Wie soll man da morgens vorm Badezimmerspiegel jung und attraktiv aussehen?
- Tiere brauchen sich um derlei Dinge keine Sorgen zu machen. Sie sind hellwach, leisten unter Stress enorm viel, fallen

aber anschließend sofort wieder in den totalen Ruhezustand, in dem sich ihr Bindegewebe verjüngt. Vor allem kriegen sie keine Briefe vom Finanzamt, brauchen keine Raten zu zahlen, Miete sowieso nicht, und die ständigen Modetrends kümmern sie ebenfalls nicht. Wozu auch? Sie rennen, fliegen oder schwimmen stets mit ein und demselben Gewand herum. Das genügt ihnen, sie stellen keine übertriebenen Ansprüche. Deshalb vergeuden sie auch keine lebensnotwendigen Nährstoffe, die hinterher dem Bindegewebe fehlen.

Volles, glänzendes Haar

Die Natur hat sich durchaus etwas dabei gedacht, indem sie das Kopfhaar zunächst einmal voll und glänzend wachsen lässt, wobei so genannte Melanozyten, Pigmentzellen, darüber bestimmen, ob jemand blond, brünett, rot- oder schwarzhaarig wird. Brüchiges Haar, Spliss, Kopfschuppen oder Haarausfall sind vom Planungsbüro der Natur ursprünglich nicht vorgesehen. Seit Bestehen der Erde vor vielen hundert Millionen Jahren hat es noch kein Tier gegeben, das vorzeitig ergraut wäre oder das nicht bis an sein Lebensende stolz auf seine Haarpracht hätte sein können.

Was bei Impalas, Maulwürfen, Wildkatzen oder Bergziegen das feste, gesunde Fell ist, ist bei Rotkehlchen, Bussarden oder Spechten das Federkleid und beim Seehecht, der Bachforelle oder dem Eismeerdorsch das wunderschöne Schuppenkleid. Haare, Federn und Schuppen entwickeln sich jeweils aus Zellen, die Keratin herstellen, einen zu etwa 98 Prozent aus Eiweiß bestehenden Hornstoff. Den Rest steuern Glanzstoffe wie Schwefel, Biotin oder ungesättigte Fettsäuren bei sowie Farbstoffe wie

z. B. Kupfer oder der Eiweißbaustein Tyrosin. Jeder Mensch hat das genetische Anrecht auf genauso schönes Haar wie das, aus dem das Fell eines Geparden besteht.

Das Wunder unserer Haare

- Zwischen 100 000 und 120 000 einzelne Haare bilden die gesunde Kopfhaarpracht, die eigentlich jeder von uns haben müsste. Blonde Zeitgenossen haben übrigens am meisten Haare auf dem Kopf, Braunhaarige weniger und rothaarige Menschen am wenigsten.
- Unser Haar wächst – nicht anders als das Fell der Tiere – nicht gleichmäßig, sondern schubweise. Teile des Kopfhaars legen im Wachstum immer wieder Pausen ein: Rund jedes siebte Haar auf unserem Kopf macht gerade Urlaub. Irgendwann wachsen einzelne Haare gar nicht mehr, dann sterben sie ab. Es muss einen aber nicht beunruhigen, wenn man sie dann in der Bürste findet, denn dafür wachsen wieder neue, junge Haare nach.
- So ein einzelnes Haar wächst im Monat einen knappen Zentimeter. Die haarbildenden Zellen in der Kopfhaut zählen übrigens – neben den Knochenzellen – zu den stoffwechselaktivsten in unserem Körper. Daran können wir ablesen, wie wichtig der Natur eine gesunde Haarpracht ist.
- Manche Menschen haben gelocktes, andere wiederum ganz glattes Haar. Darauf haben wir selbst keinen Einfluss. Unser Haarwachstum folgt – ähnlich wie der Herzschlag – genetischen Impulsen. Für die Haarfarbe sorgen Melanozyten, Farbpigmentzellen, die dem wachsenden Einzelhaar unablässig rote, blonde, braune oder schwarze Farbe zuführen.
- Aus krausem, rotem Haar können wir niemals glattes, blondes Haar machen. Wir können aber durch gezielten Einsatz von Biostoffen und durch entsprechende Behandlung den üppig gesunden Zustand einer jugendlichen Haarpracht herstellen und erhalten.

Unser Haar will nicht geschützt werden

Man muss sich richtig wundern, was unsere Kosmetikindustrie alles an Lotionen, Sprays, Shampoos, Festigern usw. auf den Markt bringt, die alle dazu dienen sollen, unser Haar zu schützen.

Unser Haar will nämlich gar nicht geschützt werden. Genau wie das Fell die Tiere in freier Natur vor Regen und Nässe schützt, so will auch unser Haar uns vor widrigen Witterungsverhältnissen schützen. Dies ist ein Relikt aus jener Zeit, als wir noch Neandertaler waren. Wer weiß denn heute noch, wo die Gänsehaut herkommt? Sie entsteht, wenn wir frieren. Die kleinen sichtbaren Hauterhebungen zeigen uns, dass hier früher einmal Haare abstanden, Fellhaare, um genau zu sein. Denn unsere frühesten Vorfahren waren schließlich Affen.

Irgendwie ist es faszinierend, dass diese uralten genetischen Schutzimpulse immer noch vorhanden sind, wenn wir nach dem Baden im See frierend aus dem Wasser steigen und eine Gänsehaut bekommen, obwohl wir schon lange kein Fell mehr haben. Auch unser Haar will uns schützen. Es will die Kopfhaut wärmen, über die dem Körper sonst viel Wärme verloren geht, und den Regen ableiten.

Statt dem Gebot der Natur zu gehorchen und unser Haar uns schützen zu lassen, tun wir genau das Gegenteil: Wir kleistern unsere Haare mit Festiger zu, schmieren vitaminhaltige Pomaden hinein, die dem Haar Schutz bieten sollen, ständig darauf bedacht, das Haar zu behüten, zu beschirmen, zu schonen oder vor irgendwelchen Krankheitserregern zu retten. Damit töten wir aber nach und nach den körpereigenen Selbstschutz unseres Haars ab.

Amseln lieben den Regen, weil er ihr Gefieder kräftigt und verjüngt. Das Rotwild im regenglänzenden Wald verfügt über einen atemberaubend gesunden Stoffwechsel von Haut und Fell. Kälte und Nässe helfen zusammen, um Fell- und Federkleid der Tiere zum beneidenswerten Vorbild für unser eigenes Kopfhaar werden zu lassen. Warum also nicht einfach von den Tieren lernen?

Regen hält die Kopfhaut jung

Noch vor wenigen Jahren haben uns die Dermatologen verkündet, dass einmal abgestorbenes Haar nicht mehr nachwächst, dass dünnes, zur Glatzenbildung neigendes Haar ganz einfach schicksalsbedingt hingenommen werden muss. Sprödes, schütteres, gelichtetes Haar? Morgens immer zu viel Haare in der Bürste? Pech gehabt – so lautete die Auskunft.
Doch mit dem Beginn des neuen Jahrtausends wurden neue innovative Forschungsansätze entwickelt, vorangetrieben von Zell- und Genforschern mit Hilfe ultramoderner, rechnergesteuerter Hochleistungs-Analysegeräte. Die Ergebnisse sind verblüffend und verheißungsvoll, geben vielen Menschen, die mit dem Zustand ihres Haupthaars unzufrieden sind, neue Hoffnung. Die simple Losung lautet: Mach's doch einfach den Tieren nach.
Heute raten die Experten: Bei Regen (und möglichst auch wenn es richtig schön kalt ist) ohne Kopfbedeckung raus ins Freie, stramm drauflosmarschieren, bis der Körper warm und schön durchblutet ist. Dann mit klatschnassem Haar heim, unter die Dusche, das Haar trockenrubbeln. Es hat danach eine viel festere Konsistenz. Wissenschaftler haben nachgewiesen, dass Nässe und Kälte auf der

Kopfhaut in den Haarwurzeln genetische Vital- und Wachstumsimpulse auslösen. Der Stoffwechsel der haarbildenden Zellen wird angeregt, das Haar sprießt wieder kräftiger und schneller. Schon ein einziger 20-minütiger Spaziergang im Regen kann verjüngende Wirkung haben.
Das ist leicht verständlich. Gene sind schließlich dazu da, den Organismus an seine Umwelt anzupassen. So z. B. auch an Kälte und Regen. Spaziergänge ohne Kopfbedeckung bei Regen und Kälte, Nebel und Nässe sagen den für den Haarwuchs zuständigen Genen in den Zellkernen: »Unser Haar braucht mehr Schutz.« Daraufhin prägen diese Gene bestimmte Eiweiß-Muster aus, die in Form winziger so genannter mRNS (messenger-Ribonukleinsäuren) geschwind durch die feinen Poren der Zellkernhülle schlüpfen und den Bau neuer Fabriken für Haarwachstum in der Kopfhaut anregen. Außerdem sorgen sie dafür, dass die schon bestehenden Haar-Werkstätten mehr Keratin und Haarfarbstoffe zur Verfügung gestellt bekommen. Das Haar sprießt prompt schneller und kräftiger.

Die häufigsten Haarsünden

- Eng und knapp sitzende Kopfbedeckungen, Kappen, Perücken usw. rauben dem Haarboden den Sauerstoff und hemmen das Haarwachstum. Das Haar wird dünn und glanzlos.
- Der Aufenthalt in überheizten und trockenen Räumen schadet dem Haar ebenfalls, weil es nicht richtig atmen kann.
- Tägliches Haarewaschen zählt zu den schlimmsten Sünden, vor allem, wenn anschließend noch kräftig und heiß geföhnt

wird. Da wird der körpereigene Säureschutzmantel auf der Kopfhaut regelrecht weggebrannt.

- Was unser Haar gar nicht mag, sind scharfe, ätzende Shampoos, die zwar jedes Staubkörnchen entfernen, aber auch den Haarboden trockenlegen. Ein Shampoo muss nicht unbedingt schäumen, um gesund fürs Haar zu sein. Am besten fragen Sie in der Apotheke nach einem haut- und haarneutralen milden Shampoo.
- Wenn Sie Ihrem Haar einen Gefallen tun möchten, dann machen Sie am besten einen großen Bogen um alle Regale in Drogerien und Supermärkten, über denen »Haarpflegemittel« steht.

Die Ursache von Schuppen

Unser Haar und unsere Kopfhaut haben es nicht leicht, weil sie das ganze Jahr über mit Einflüssen von außen zu kämpfen haben: mit aggressiven Sonnenstrahlen, Schmutzpartikeln, Bakterien, Pilzen und anderen krankheitserregenden Mikroorganismen. Dagegen bildet der Haarboden einen Schutzfilm aus, der durch Schweiß und Talg aus speziellen Drüsen immer wieder erneuert und mit ranzigem Cholesterin und winzigen Eiweißpartikeln angereichert wird. Wenn wir über längere Zeit unser Haar nicht waschen, spüren wir, wie sich diese Schicht feucht, fett und schützend um die Masse der jungen Haarschäfte schließt. Schuppenbildung lässt oft nach, wenn das Haar eine Weile gar nicht gewaschen wird. Das leuchtet auch ein: Füchse, Feldhasen, Wildtauben oder Brachvögel waschen ihren Pelz oder ihr Gefieder überhaupt nie – und bekommen doch niemals Schuppen.

Zu häufiges Haarewaschen mit oft aggressiven Shampoos, das Tragen enger Kopfbedeckungen, der Aufenthalt in trockenen Räumen, Nährstoffmangel, Schlafdefizite, Stress und zu wenig Bewegung tragen dazu bei, dass dem Haar der fett-feuchte Schutzfilm fehlt. Dann lösen sich die Eiweißbestandteile der Kopfhaut nicht mehr in kaum sichtbaren Partikeln ab, sondern sie schilfern großflächig ab, in Form von Schuppen, die sich wenig ansehnlich auf Schultern und Rücken dunkler Kleidungsstücke abzeichnen. Weil der Kopfhaut ihr fettig feuchtes Schutzmilieu fehlt, teilen sich die Basiszellen der Epidermis, der obersten Hautschicht, immer schneller – bei einer Schuppenflechte sogar bis zu 1000-mal häufiger als normal. Die natürliche Zellteilungskontrolle ist endgültig entgleist.

Fast alle in Drogerien und Parfümerien angebotenen Mittel für die Pflege, den Schutz oder die Verschönerung der Haare schaden eher, als dass sie nützen – selbst wenn sie zunächst kurzfristig scheinbar helfen, dem Haar eine trügerische Fülle schenken, es von Schuppen befreien. Auch Haar- und Hautschuppen entstehen von innen, aus dem Stoffwechsel heraus. Und sie lassen sich nur von innen wirkungsvoll behandeln.

Cellulite? Im Tierreich unbekannt

- Betroffen von der so genannten »Orangenhaut« sind vor allem Frauen. Dabei ist Cellulite im Kern kein Hautproblem, sondern beruht auf einer Schwächung des darunter liegenden Bindegewebes. Hautcremes und -salben helfen deshalb gar nicht oder kaum, ebenso wenig wie Massagen, kalte Duschen, Bestrahlungen oder heiße Bäder.

- Frauen bauen schon nach der Pubertät mehr Fett in ihr Gewebe ein – vorsorglich, als polsternden Schutz für ein Baby, das womöglich irgendwann im Bauch heranwächst. Außerdem ist die Epidermis, die Oberhaut, von Frauen meist dünner als jene der Männer und die Fettzellen in ihrer Dermis (der unter der Oberhaut liegenden Schicht) sind nur durch sehr dünne Bindegewebshäutchen voneinander getrennt. Diese drei Faktoren begünstigen die Entstehung von Cellulite.
- Vor allem im Bereich von Po und Oberschenkeln bauen sich oft große Fettzellen bolzenartig auf. Sie drücken gegen die dünnen und verletzlichen Wände, die sie voneinander trennen. Je mehr Fett sich in diesen Speckdepots ansammelt, desto hartnäckiger stoßen die Fettbolzen gegen die Oberhaut – bis sich am Ende die Cellulite großflächig herausbildet: zahllose winzige Dellen zwischen den von den Fettzellen verursachten Erhebungen.
- Was fehlt, ist ein kräftigeres Kollagen, das die Fettzellen in Form hält und sie kontrolliert. Deshalb verschlimmert jede Schlankheits- oder Abmagerungskur die Orangenhaut nur. Denn: Je schwächer das Bindegewebe, desto dünner die Trennhäutchen zwischen den Fettzellen und desto unansehnlicher wölben sich diese gegen die Oberhaut.
- Bei Tieren in freier Natur gibt es keine Cellulite, es ist eine typisch menschliche Beschwerde, verursacht durch Bewegungsmangel und Fehlernährung. Dringlichstes Gebot in diesem Fall ist daher, erst einmal das Kollagen im Bereich von Hüften, Po und Oberschenkeln zu kräftigen und neu aufzubauen. Dazu wird viel Eiweiß benötigt; eine bessere Durchblutung und täglich zweimal fünf Minuten Gymnastik sind ebenfalls wichtig. Haut, Haare, Nägel und Bindegewebe profitieren von ein und demselben Schönheitsprogramm. Mehr darüber im Abschnitt »Das Programm« weiter unten auf Seite 106.

Von Natur aus schöne Nägel

Wenn wir uns mit Neugierde in Feld, Wald und Flur umgucken, stellen wir fest, dass es nur Schönes zu sehen gibt, nirgendwo Unansehnliches. Alles hat seinen Liebreiz, ganz egal, ob es ein kleiner Gartenlaubkäfer, ein Kaninchen oder die orangegelben Kugelfrüchte der Eberesche sind, die so stolz in der Sonne glänzen. Dabei geht es der Natur gar nicht um das eitle Bestreben, andere in punkto Schönheit auszustechen. Reine Eitelkeit um ihrer selbst willen ist im Erbgut nicht vorgesehen. Trotzdem ist vollendete Anmut oder ein lockendes, einnehmendes Äußeres ein Gebot der Gene, weil es Zeichen für Gesundheit und damit Fortpflanzungsfähigkeit ist. Deshalb ist alles an unserem Körper, was irgendwie farblos und welk aussieht, innerlich tatsächlich krank bzw. vorzeitig gealtert.

Wenn es nach den Vorgaben der Natur geht, die in unser aller Gene stecken, muss jeder Teil unseres Körpers wenigstens sympathisch aussehen. Dazu zählen auch die Finger- und Fußnägel. Wenn sie – was nicht gerade selten der Fall ist – brüchig sind, nie länger als einen Millimeter über die Fingerkuppe hinauswachsen, stumpf aussehen und selbst in der schönsten Mittagssonne nicht glänzen, wenn sie Rillen und Höcker haben, weiße Linien, Punkte oder Flecken bzw. wenn wir sie am liebsten hinter Handschuhen verstecken würden – dann ... wird es höchste Zeit, unsere Fingernagel-Gene wieder aufzumuntern und unsere Nägel zu verjüngen.

Ob wir hübsche Zehennägel haben, überlässt die Natur uns ganz allein. Viel von den Biostoffen, die dafür benötigt werden, schenkt sie uns quasi zum Nulltarif:

Wasser, Sonnenstrahlen, Pflanzenfettsäuren, Eiweiß, Sauerstoff und so manches andere.

Beneidenswerte Fingernägel

- Die Keratinozyten, die nagelbildenden Zellen, warten oft sehnsüchtig, aber vergeblich auf frische Eiweißbausteine. Ihr Job ist es schließlich, einen weich-geschmeidigen, glatten Hornstoff zu fabrizieren, der aus dem Nagelbett wächst und eine ansehnliche Nagelplatte immer weiter nach vorne schiebt. So wie dies z. B. an den Fingern unserer Kinder zu beobachten ist. Weil aber stets nur ein paar kümmerliche Brösel und Almosen solcher Aminosäuren den weiten Weg aus dem Darm hinaus zu den Fingerspitzen und hinunter zu den Zehen finden, bleiben viele Keratinozyten oft arbeitslos. Als Folge davon wachsen Nägel, die man am liebsten verstecken oder mit möglichst dickem rotem Lack überpinseln möchte.
- Finger- und Fußnägel leiden am meisten unter Proteinmangel. Stress, vor allem die mentale Dauerbelastung, frisst Eiweiß aus Muskeln und Bindegewebe und für die Nägel bleibt dann nichts mehr übrig. Die glänzenden Krallen eines Sperbers oder die kleinen Klauen eines Wildkaninchens erfreuen vielleicht das menschliche Auge nicht gerade, aber sie demonstrieren, dass das Blut des jeweiligen Tieres stets reichlich mit Aminosäuren versorgt wird. Da ist es kein Wunder, dass schönes Gefieder und ein üppiger Pelz sowie feste, biegsame Krallen und Klauen wachsen können.
- Meist aber ist ein Mangel an dem Spurenelement Zink verantwortlich für rasch splitternde Nägel, Einsenkungen oder eine Verdünnung der Nagelplatte, für eine raue Oberfläche und weiße oder gelbe Flecken. Wir leiden fast alle an Zinkmangel, weil unsere Nahrungsmittel so arm an diesem wichtigen Mineralstoff sind. Selbst durch kerngesunde Ernährung

lässt sich das Zinkdefizit der Körperzellen nur nach und nach ausgleichen. Im folgenden Abschnitt erfahren Sie, was Sie tun müssen, um eine schöne, glatte Haut, volles, üppiges Haar und feste, biegsame Nägel zu bekommen.

Das Programm

Jung sein heißt robust sein und schön sein bedeutet über üppig aufgepäppelte Zellen zu verfügen. Nicht jeder von uns ist Biologe, der unterm Mikroskop eine Pflanzenzelle begutachten kann. Wissenschaftler aber sind vom Gewebe einer wild wachsenden Rose begeistert. Weit und breit keine beschädigte, vorzeitig gealterte Zelle. Was beweist, dass in der Natur Gesundheit dasselbe ist wie Schönheit.

So eine Treibhausrose auf dem Blumenmarkt hat relativ wenig Stress, weil ihr Floristinnen in grünen Kitteln Frost und Hitze, Schädlinge und Trockenheit vom Leib halten. Trotzdem sehnt sie sich nach freier Wildbahn, sie möchte sich ebenfalls wie eine Heckenrose im herrlichen Sturmwind biegen, ihr hübsches Blütengesicht vom Regen peitschen lassen. Sie weiß selbst, wie sie ihr zartes Gefäßsystem schützen, wie sie sich dem steten Wechsel von Dunkelheit und Licht anpassen kann. Blumen und andere Pflanzen aus der Heimat der Treibhäuser sind im Vergleich zu Wildpflanzen degeneriert, Zellelemente wie Wasserspeicher, Schutzmembranen, Chloroplasten (in denen mit Hilfe von Sonnenlicht Nährstoffe gebildet werden) oder Leukoplasten (in denen Nährstoffe gespeichert werden) sind ungenügend ausgebildet, erreichen oft nur ein Drittel der Leistungskraft wild wachsender Pflanzen.

Wir Menschen sind eher Treibhausrosen als wild lebende Gewächse. Das ist eigentlich schade. Denn die Ingredienzien für echte jugendliche Anmut finden wir nicht in den Tausenden Kosmetika, die in Parfümerieregalen verlocken, sondern draußen in der Natur, wo wahre Schönheit seit jeher ihr Zuhause hat.

Mit dem Frühstück fängt die Schönheit an

Die kleine Obstschüssel als erste Mahlzeit des Tages ist auch im Schönheitsprogramm absolutes Muss. Stellen Sie sie sich aus den erlaubten Zutaten selbst mit viel Fantasie zusammen. Eine Liste geeigneter Früchte finden Sie in Kapitel 5 »Naturbelassene Lebensmittel« auf Seite 186.

Auch für die übrigen Mahlzeiten des Tages gilt: Bringen Sie ausschließlich Naturbelassenes auf den Tisch. Die Mikrowelle ist erlaubt, solange keine Fertig- und Dosengerichte darin erhitzt werden.

Selbstbeherrschung bei den Snacks: Knabbern Sie nichts künstlich Gesüßtes, nichts Salzig-Fettes. Wenn schon süß, dann zwischendurch lieber mal ein paar Datteln oder Feigen oder ein Vollkornbrötchen mit Butter und Honig verzehren.

Viel Bewegung an frischer Luft

Halten Sie sich mehr im Freien auf. Ideal wäre täglich eine Stunde im Garten, um Haut und Haar auch mal der Unbill von Nebel, Regen oder Kälte auszusetzen. Das Prinzip lautet: Frische, kühle oder feuchtkalte Luft, auch mal im Freien frösteln oder bibbern, bis man sich warm gearbeitet hat, sorgt tatsächlich für eine tolle Hautdurchblutung und mehr Liebreiz anschließend vorm Spiegel.

Sie besitzen keinen eigenen Garten? Das ist keine Entschuldigung: Draußen locken Wald, Feld und Flur zum Nulltarif. Ideal: leicht frierend losziehen und sich durch Bewegung aufwärmen.

Schönheitsmittel Schlaf

Warum sind Marienkäfer, Salamander, Bachforellen oder wilder Thymian zeitlebens so hübsch? Jawohl: Weil sie mehr schlafen, sich mehr Entspannung gönnen. Denn nur im Zustand der Entspannung und Ruhe funktionieren die Verjüngungsprozesse im Gewebe. Wachsein heißt immer Stress, auch wenn man in der U-Bahn oder auf dem Sofa nur mal so vor sich hin döst. Das Umschalten vom Wach- in den Schlafzustand beherrschen Tiere und Pflanzen perfekt und wir können es von ihnen lernen. Lesen Sie dazu bitte mehr in dem Kapitel »Schlafen wie ein Murmeltier« ab Seite 122.

Das System Natur ist ganz darauf eingerichtet, im Alltagsstress Nährstoffe zu opfern und die Zellen zu strapazieren, im Schlaf dagegen zu verjüngen und zu regenerieren. Deshalb muss das Einschlafen jeweils rasch erfolgen. Erst wenn im Schlaf der Muskeltonus erschlafft, kommt es zum massiven Einstrom von frischen Nährstoffen ins Gewebe.

Tagsüber haben es unsere Zellen nicht leicht. Stress plündert ihre Nährstoffreserven, schon am Vormittag fehlt es meist an Spurenelementen wie Eisen oder Selen, an Vitaminen wie B6 oder Folsäure, an Eiweißbausteinen oder Omega-Fettsäuren. Gleichzeitig bricht der Immunschutz zusammen. Dies spricht sich bei Viren, Bakterien, Pilzen, freien Radikalen und anderen krankheitserregenden Bösewichten herum und die attackieren nun die Zellen mit aller Gewalt – im Auftrag der Natur, die ja alles

Schwache, Welke, Kranke ausmerzen möchte, um stets nur gesundes Erbgut zu vererben.
Wenn wir nun abends in den Fernsehsessel oder etwas später ins Bett sinken, würden unsere Körperzellen unterm Mikroskop ein erbarmungswürdiges Bild bieten. Höchste Zeit, dass wir einschlafen. Unter dem Einfluss des mächtigen Wachstumshormons demonstrieren Reparatursysteme jetzt ihre großartigen Fähigkeiten. Kontrollsubstanzen schwärmen aus und untersuchen unsere Zellen auf Schäden. Daraufhin werden Reparaturenzyme ausgesandt, um diese Schäden auszubessern. Abends noch müde und schlapp, wachen wir morgens wieder frisch und attraktiv auf.

Naturkosmetik selbst machen

- Synthetische Kosmetikartikel, die wir im Supermarkt, der Drogerie oder in der Parfümerie kaufen können, sollten Sie nach Möglichkeit meiden. Sie enthalten oft hoch konzentrierte Konservierungsmittel, um die Produkte haltbar zu machen und über einen langen Zeitraum vertreiben zu können. Chemische Konservierungsmittel, Farb- und Duftstoffe, Verdickungs- und andere Zusatzmittel in diesen Kosmetika können allergische Reaktionen auslösen.
- Die notwendigen Utensilien und Rezepte für natürliche Kosmetika finden Sie in der Natur selbst. Was immer diese wachsen lässt, eignet sich im Prinzip als Rohstoff für Gesichtscremes, Salben, Lotionen usw.: Milch, Joghurt, Kefir, Dickmilch, Zitronensaft, Obst, Gemüse, Eigelb, Honig, Ahornsirup, Avocado, wertvolle Pflanzenöle, selbst gepresste Frucht- und Gemüsesäfte, Gewürze und Kräuter wie Vanille, Ingwer, Thymian, Rosmarin, Lavendel, selbst Dill, Schnittlauch, Meerrettich, Radieschen, Gurken, Kartoffeln usw.

- Sie können diese natürlichen Zutaten mixen, anrühren, pürieren, eventuell als Gesichtsmasken auflegen oder als Hautpackungen anwenden. Das Pflanzenwasser bzw. die Feuchtigkeit geht aufgrund ihrer hautähnlichen Zusammensetzung aus Biostoffen gut in die oberen Hautschichten über. Probieren Sie einfach mal verschiedene Variationen aus.
- Reinigen Sie Ihre Haut aber vorher gründlich. Die Hautporen müssen sauber und offen sein, um Vitamine, Enzyme, Spurenelemente oder Mineralien aufzunehmen.
- Heben Sie die selbst produzierten Naturkosmetika nicht lange auf, auch nicht im Kühlschrank. Sie werden schnell ranzig und unansehnlich.

3 Munter wie ein Fisch im Wasser

Niemand von uns möchte im Ernst als Makrele oder Forelle weiterleben – trotzdem: Bewundern darf man diese flinken, munteren, silbrig glänzenden Lebewesen schon, wie sie oft pfeilschnell, Haken schlagend durchs Wasser gleiten. Von dem quicklebendigen Temperament der Fische kann so mancher von uns nur träumen. Dabei steckt in jedem von uns – quasi als genetisches Versprechen – dieselbe Frische und Vitalität. Wir müssen sie nur wieder wecken. Interessant dabei ist: Wir stressgeplagten Zeitgenossen wundern uns oft, dass wir zwar mal aufgeweckt und gut drauf sind, doch schon eine halbe Stunde später wieder schlapp, hundemüde, ausgebrannt und groggy. Woran mag das liegen?

Ursache ist meistens ein eigenwilliger Blutzucker- bzw. Glukosespiegel, der entweder zu hoch oder zu niedrig ist, aber nur selten mal gleichmäßig den ganzen Tag über in dem von der Natur vorgesehenen Referenzbereich liegt. Zur Erklärung:

- Unsere Gehirn- und Nervenzellen können ausschließlich Blutzucker zur Energiegewinnung verheizen. Ist die Glukosekonzentration im Blut zu niedrig, schalten sie auf Sparflamme und wir fühlen uns abgeschlagen und antriebsschwach. Diese Zustandsänderung kann von einer Minute auf die andere erfolgen.

- Unsere Muskeln verbrennen im Alltagsstress am liebsten zunächst einmal ebenfalls Glukose zu Zellenergie. Der Grund ist die sofortige Verfügbarkeit der Energie. Muskeln, denen ausreichend Blutzucker zur Verfügung steht, sind demnach fit und leistungsfähig.

Um munter wie ein Fisch zu sein, muss sowohl Nerven als auch Muskeln reichlich Sofortenergie aus Glukose zur Verfügung stehen. Sinkt der Blutzuckerwert, fehlt ihnen ihr liebstes Zellfutter. Muskeln und Nerven verlieren dann bis zu 60 Prozent ihrer ursprünglichen Leistungsfähigkeit. Ganz klar, dass man in diesem Zustand wenig unternehmungslustig ist.

Blutzucker macht quicklebendig

Alle Pflanzen auf dieser Erde synthetisieren Kohlenhydrate. In denen steckt – als kleinste Einheit – das unvergleichliche Glukosemolekül. Wenn wir eine Portion Pellkartoffeln mit Brokkoligemüse essen, wandern Billiarden Glukosemoleküle mit dem Nahrungsbrei in unseren Darm und von dort aus über unendlich winzige Porenkanälchen in der Darmschleimhaut ins Blut. Ist die Glukose in dem 100 000-Kilometer-Adernlabyrinth im Körper eines Menschen angelangt, wird sie fortan als Blutzucker bezeichnet.

Wenn zu viel Glukose im Blut zirkuliert, besteht die Gefahr einer Zuckerkrankheit. Aber zum Glück werden diese Leben spendenden Moleküle ganz schnell in Zellen eingeschleust. Dafür zuständig sind Insulinmoleküle aus der Bauchspeicheldrüse. Wenn wir Kohlenhydratreiches essen, klingelt in der Bauchspeicheldrüse das Telefon und Insulin wird angefordert. Ohne dieses Hormon kann der

Energiespender Blutzucker nicht in die Zellen gelangen. Dann wird das Blut immer dicker – und süßer.
Ideal ist eine Blutzuckerkonzentration von 85 bis 105 Milligramm Glukose pro Deziliter Blut. Tiere in freier Wildbahn haben damit kein Problem, ihr Organismus steuert diese Werte instinktiv über eine gesunde Nahrungsaufnahme sowie kontrollierte Stress- bzw. Ruhephasen. Stress ist nämlich ein schlimmer Blutzuckerräuber. Das ist kein Wunder, denn unter Stress müssen Nerven- und Gehirn- und oft auch Muskelzellen hellwach und extrem belastbar sein. Dies bedeutet, dass sie mehr Energie benötigen und demnach mehr Glukose aus dem Blut verheizen. Ein einziger leidenschaftlicher Gefühlsausbruch – sei es in der Liebe oder im Streit mit dem Partner oder einem Arbeitskollegen – kann innerhalb von 15 Sekunden den gesamten Glukosevorrat im Blut verbrauchen. Danach aber zittern die Knie, es kann zum Schweißausbruch, möglicherweise zum Nervenzusammenbruch kommen. Tiere geraten in diesen Extremzustand nur, wenn sie gehetzt werden oder selbst ein vermeintliches Beutetier jagen.

Der Gepard und die Antilope

- Im Serengeti-Nationalpark in Afrika machten Biologen eine verblüffende Beobachtung. Sie erlebten mit, wie ein Gepard eine Impala-Antilope 40 Minuten lang durch die Steppe hetzte und jagte. Immer wieder schlug die Antilope einen Haken und entkam dem Raubtier.
- Gegen Ende des dramatischen Schauspiels wurden die Bewegungen beider Tiere immer langsamer, immer häufiger entstanden Pausen, in denen sich die Tiere von Jagd und Flucht erholten.

- Dann setzte die Raubkatze noch einmal zu einem letzten verzweifelten Angriff an – und erneut entkam ihm das Impala. Schließlich standen sich beide Wildtiere in einem Abstand von nur anderthalb Metern gegenüber, beide zitternd, schlotternd, am Ende ihrer Kräfte. Der enorme Stress hatte die allerletzten Zuckerreserven aus ihren Nerven und ihrem Blut geplündert. Dann geschah das Unglaubliche: Gepard und Impala drehten sich um und trotteten in entgegengesetzter Richtung langsam durch das Steppengras davon. Die Jagd war vorüber, die Tiere waren zu größeren Kraftanstrengungen nicht mehr fähig.
- Uns Menschen geht es oft nicht anders. Wenn es daheim im Haushalt oder im Büro eine Stunde so richtig drunter und drüber geht, sind die letzten Blutzuckermoleküle schnell verheizt. Dann will uns die Natur helfen, indem sie uns müde und antriebsarm macht, uns auf diese Weise davor bewahrt, dass wir mit mangelhaft ausgestatteten Nerven Herausforderungen annehmen, denen wir in diesem Moment nicht gewachsen sind.
- Erschöpfung, Entkräftung ist eine Schutzfunktion der Natur. Auch dies können wir von Wildtieren lernen, wie z. B. von dem Geparden und der Impala-Antilope in der Serengeti. Beide werden sich jetzt erst einmal im hohen Steppengras verkriechen. Und sich erst dann wieder hervorwagen, wenn ihre Nervenzellen mit frischem Blutzucker aufgepäppelt und sie dementsprechend wieder kampf- bzw. fluchtfähig geworden sind.

Frauen sind schneller erschöpft

Dies liegt daran, dass das weibliche Geschlecht im Allgemeinen kleiner gewachsen ist, dementsprechend über eine kleinere Leber, weniger Muskeln und etwas weniger Blut verfügt. Männer können ihre Gehirn- und Nervenzellen im Alltagsstress mit rund 400 Gramm der Glykogen genannten Reserveglukose befeuern, Frauen verfügen über rund ein Viertel weniger an dieser lebensnotwendigen Nervennahrung. Deshalb sind Frauen mental oft schneller erschöpft – und sie greifen häufiger zu Süßigkeiten.

Die schnell lösliche Glukose in Schokolade oder Marzipan schießt nämlich schnell ins Blut. Dadurch steigen die Glukosewerte rasch an und man fühlt sich nervlich besser drauf. Doch der Zustand hält nicht an: Unter dem Einfluss von Insulin sinken die Blutzuckerwerte rasch wieder ab, meist sogar auf einen noch tieferen Wert als vorher. Je weniger Glukose in unserem Blut zirkuliert, desto schlapper und nervöser werden wir:

Blutzuckerwert mg/dl	Symptome
75–85	Wir fühlen uns unruhig, lustlos, müde, irgendwie zappelig.
65–75	Wir sind abgespannt, fühlen uns wie erschlagen, sind gereizt, neigen zu depressiven Verstimmungen.
55–65	Nervenschwäche, Angstgefühle machen sich breit, wir können uns zu nichts aufraffen, reagieren aggressiv.
45–55	Verlust der Lebensfreude, nichts macht mehr Spaß. Wir fühlen uns unglücklich, körperlich und nervlich am Ende unserer Kräfte.
35–45	Es kommt zu Depressionen, zu panikartigen Verstimmungen, ein Nervenzusammenbruch kündigt sich an.

Wenn im Büro drei Telefone gleichzeitig klingeln, obwohl es ohnehin schon hektisch genug zugeht, rutschen die Glukosewerte im Blut so schnell in den Keller wie ein moderner Expresslift. Dann ist man oft unfähig, überhaupt irgendetwas zu tun. Man sitzt nur noch tatenlos da, würde sich am liebsten ins Bett legen, schlafen und möglichst überhaupt nicht mehr aufstehen.

Und genau dies ist es, was sich die Natur in dieser Situation von uns wünscht: dass wir erst mal ausruhen, uns hinlegen, entspannen, an nichts denken – während aus dem Darm neue Glukosemoleküle ins Blut strömen und unsere Nervenzellen mit frischer Energie versorgen. Schon nach wenigen Minuten, wenn die Blutzuckerwerte wieder nach oben klettern, fühlt man sich besser.

Wenn ein kleiner Feldhase vom Fuchs gehetzt wird und ihm gerade noch zitternd ins schützend-dunkle Unterholz entkommt, sind seine Blutzuckerwerte am Tiefpunkt angelangt. Nicht anders als bei mancher Hausfrau und Mutter, deren Alltag von tausend nervigen Kleinigkeiten bestimmt wird. Da gibt es nur eines: in Ruhe abwarten, bis sich die Blutzuckerwerte regenerieren.

Wildtiere tun sich da leichter als wir modernen, zivilisierten Zeitgenossen. Denn sie ernähren sich gesünder. Sie können in kürzerer Zeit mehr Glukosemoleküle aus ihrem Darm rekrutieren und ins Blut überführen, dadurch erholen sie sich auch viel schneller.

Doch in uns Menschen steckt genau dasselbe genetische Erholungsprogramm wie in den Tieren. Wir brauchen es der Natur nur abzugucken – und es in unserem eigenen Organismus zu perfektionieren. Dann bleiben auch wir länger munter wie ein Fisch. Der »Durchhänger« am Vormittag oder Nachmittag stellt sich nicht mehr ein. Wir haben wieder mehr Spaß am Stress, gehen Konfliktsituationen nicht mehr aus dem Weg und fühlen uns körperlich und mental besser drauf.

Sofortenergie Blutzucker

Unsere fröhlichen Kinder und die munteren Bachforellen haben eines gemeinsam: beneidenswerte Mitochondrien. Diese winzigen Brennkammern in den Körperzellen verheizen Fettmoleküle und Blutzucker zu Energie. Je mehr Energie zur Verfügung steht, desto leistungsfähiger sind wir. Ganz egal, ob wir nun Tennis oder Schach spielen, Holz stapeln oder die Hecke schneiden, ob wir uns mit dem rätselhaften Betriebssystem unseres Computers herumschlagen oder endlich mal unseren Speicher oder Keller ausmisten.
Viel Energie ist in jedem Falle etwas Wünschenswertes. Mit mehr körperlicher und mentaler Power kommt man bequemer durchs Leben, findet leichter einen Job, hat bei der Partnersuche bessere Chancen und leidet nicht so schnell unter chronischer Müdigkeit.
Fettmoleküle, die so genannten Triglyzeride, sind die Energiespender für Ausdauerleistungen, z. B. bei einer Radtour, einem Halbmarathon oder einem Hungerstreik. Da derlei Belastungen aber selten sind, spielt die Fettverbrennung in unserem Alltag keine so elementare Rolle. Viel Fett verheizen ist nur wichtig, wenn man zu dick ist. Die muntere Frische einer Forelle gewinnt man durch das Energiefeuer aus den eher langsam brennenden »Briketts« aus gesättigten und langkettigen Fettsäuren nicht. Deshalb werden wir ja auch nicht energiegeladener, wenn wir viel Fett essen und immer dicker werden.

Triglyzeride spielen in unserem Stoffwechsel keine bedeutende Rolle; sie sind ein Heizmaterial wie Kohlen, Kachelofenscheite, Holzpellets oder Heizöl. Der Blutzucker ist es, der uns den schnellen Schwung spendet. Wenn wir mal schlapp, dann wieder quietschfidel sind, hängt dies meist mit dem Auf und Ab des Blutzuckerspiegels zusammen.

Wir bewundern oft Menschen, die stets wach, interessiert, gut drauf und vital sind. Die haben alle einen perfekt ausgeglichenen Blutzuckerspiegel. Und der führt dazu, dass die Mitochondrien, die Miniöfen in den Zellen, in denen der Blutzucker verheizt wird, immer zahlreicher werden. Bergbachforellen haben Mitochondrien, über die wir erwachsenen Menschen nur staunen können. Da könnte man richtig neidisch werden. Die gute Nachricht: Jeder von uns kann mit einer ganz einfachen 3-Tage-Kur Anzahl und Größe seiner Zell-Kraftwerke vergrößern. Dies ist ein genetisches Versprechen der Natur.

Nimmermüde Zell-Kraftwerke

- Mitochondrien sind wie ein verschworener Haufen winziger fröhlicher Bakterien im Inneren von Zellen. Sie werden vor allem dort gebraucht, wo am meisten Sofortenergie benötigt wird: in Muskel- und Nervenzellen.
- Das Faszinierende an ihnen ist, dass sie ihre eigene genetische Struktur haben, also unabhängig sind von dem sonstigen Erbgut, das in unseren 70 Billionen Zellkernen steckt.
- Was aber vielleicht noch interessanter ist: Die Erbanlagen von Mitochondrien werden seit jeher nur von den Müttern auf ihren Nachwuchs übertragen. Während unsere Haar- oder Augenfarbe, die Knochenstärke oder unsere musische Veran-

lagung jeweils zur Hälfte von den Genen von Mutter und Vater bestimmt werden, ist die Vererbungslinie der Mitochondrien rein mütterlich. Das männliche Sperma enthält keine entsprechenden Erbanlagen.

- Niemand weiß bis heute, was sich die Natur dabei gedacht hat. Misstraut sie dem männlichen Erbgutspender? Legt sie den Fortbestand allen Lebens auf Erden bewusst in die Verantwortung der weiblichen Tiere und Menschen? Bislang hat die Natur dieses Geheimnis noch nicht preisgegeben.
- Eine gesunde Muskelzelle verfügt über etwa 1000 solcher Mini-Kraftwerke, in denen Fett, vor allem aber Blutzucker mit Hilfe von Sauerstoff zu Energie verheizt wird. Viele Mitochondrien bedeuten demnach auch eine bessere Zellatmung. Davon profitieren vor allem Gehirn- und Nervenzellen.
- Bei körperlicher und mentaler Trägheit, bei zu viel Stress und bei Fehlernährung sinkt die Anzahl der Mitochondrien ab. Um bis zu 60, 70 Prozent. Dies kann innerhalb weniger Minuten geschehen. Nach einem flotten Spaziergang durch den regennassen, sauerstoffreichen Wald steigt die Anzahl der kleinen Brennöfen spontan wieder an. Prompt sehen wir besser durchblutet aus und fühlen uns frischer, vitaler.
- Anstatt jeden munteren Fisch gleich aufzuessen, sollten wir ihn lieber beobachten, ihm seine Geheimnisse abgucken. Denn wir können viel von ihm lernen. Tiere und Pflanzen sind die Lehrbücher der Natur, geschrieben in einer Sprache ohne Worte, die unsere Zellforscher nun nach und nach enträtseln.

Das Programm

Unsere Zellen brauchen zu jeder Tageszeit Energie, um leben zu können. Selbst unsere Küchenuhr speist sich unablässig aus dem Strom ihrer kleinen Batterie. Liefert die Batterie keinen Strom mehr, bleiben die Zeiger stehen. Nicht anders ist es mit unserem Blutzuckerspiegel: Die

Glukosewerte sollten stets im gesunden so genannten Referenzbereich zwischen 85 und 105 Milliliter Blutzucker pro Deziliter Blut pendeln. Dann fühlen wir uns frisch und munter.
Pflanzen liefern uns die Kohlenhydrate und wir nutzen deren kleinste Einheit, die Glukose, als Energierohstoff. An diesem fabelhaften Zusammenwirken zwischen Flora und Fauna hat sich seit Urzeiten nichts geändert. Damit Tiere und Menschen immer über reichlich Blutzucker verfügen, strömt die Glukose aus einer gesunden Mahlzeit nicht auf einmal ins Blut, sondern nach und nach, sodass der Blutzuckerspiegel auf einem gesunden Niveau bleibt. Eine gesunde Mahlzeit bedeutet gesunde Kohlenhydrate aus naturbelassener pflanzlicher Nahrung. Pommes frites sind auch pflanzliche Nahrung – aber eben nicht naturbelassen. Dasselbe gilt für Tortellini, Brötchen, Streuselkuchen oder weißen polierten Reis.
Die Glukosemoleküle, die aus Obst, Vollkornprodukten oder Gemüse ins Blut wandern, erfüllen für unseren Organismus den gleichen Zweck wie der feine elektrische Batteriestrom, der gleichmäßig-konstant die Zeiger auf der Küchenuhr antreibt. Sie sorgen für Bewegung, Leben und Aktivität.

Komplexe Kohlenhydrate sind die besten

Wenn Sie so munter wie ein springlebendiger Alaska-Lachs oder ein junger Südsee-Delphin sein möchten, müssen Sie lediglich auf schnell lösliche Glukose (in Pasta, Süßem, gezuckerten Getränken, weißem Reis, hellen Mehlprodukten) verzichten und Ihre Ernährung auf komplexe Kohlenhydrate umstellen.
Bei den komplexen Kohlenhydraten tun sich Magen und

Darm gottlob etwas schwerer mit dem Abbau zu Glukose. Die fleißigen Amylase-Enzyme müssen beim Zersetzen einer Portion Buchweizen schon mal eine gute Stunde arbeiten, ehe das letzte Blutzuckerteilchen aus dem Nahrungsbrei aufgenommen wurde. Dafür bleiben aber auch die Blutzuckerwerte auf einem gesunden Niveau und man fühlt sich mental und körperlich gut drauf.
Reichlich komplexe Kohlenhydrate sind in allen Vollkornprodukten in Form von Brot, Brötchen, Nudeln, Zerealien, Pfannkuchen usw. enthalten. Außerdem in Natur- und Wildreis, Pilzen, Hülsenfrüchten und natürlich in sämtlichen Obst- und Gemüsesorten.
In Kapitel 5 »Naturbelassene Lebensmittel« ab Seite 184 in diesem Buch finden Sie Listen mit empfehlenswerten Nahrungsmitteln. Soweit sie pflanzlicher Natur sind, sind sie allesamt reich an komplexen Kohlenhydraten. Ein Grund also, sich mit ihnen anzufreunden. Darüber freuen sich vor allem Nerven- und Muskelzellen mit ihrem steten Heißhunger nach dem Muntermacher Blutzucker.

4 Schlafen wie ein Murmeltier

Das Einschlafen gehört zu den simpelsten von der Natur eingerichteten Mechanismen. Aus Sicht der Schöpfung ist nichts einfacher als ein- und durchzuschlafen. Deshalb hat die Natur schon vor vielen Millionen Jahren den Wach-Schlaf-Kippschalter in unserem Gehirn so simpel konstruiert wie den Knopf, mit dem wir unseren Fernseher ein- und ausschalten.

Alles Leben auf Erden beruht seit Milliarden Jahren auf drei Prinzipien:

1. Stress, um sich in der Welt zu behaupten,
2. Ernährung, um die Körperzellen zu füttern,
3. Schlaf, um die Körperzellen zu regenerieren.

Alle Lebewesen und alle Pflanzen brauchen Schlaf oder entsprechende Ruhephasen, um existenzfähig zu bleiben. Das goldene Eingangstürchen ins Paradies des Schlafes lautet: den Blutdruck geringfügig absenken. Wenn es abends dunkel wird, erweitern sich die zarten Gefäße einer Knäuelglockenblume, des Gipskrauts, einer Schlehenhecke oder Pfingstnelke, um jetzt mehr Nährwasser aus dem Erdreich aufzunehmen. Der Tagesstress ist vorbei, die Pflanze schläft.

Bei einem Flamingo, einer Heuschrecke, einem Damhirsch oder einem Elefanten verhält es sich nicht anders. Tagsüber war man fleißig und hat Futter gesammelt, im Darm hat sich ordentlich Nahrungsbrei angesammelt.

Jetzt weiten sich die Gefäße geringfügig, damit all die Vitamine, Kohlenhydratteilchen, Fettsäuren oder Eiweißbausteine ungehindert über erweiterte Transportwege den Weg in die Körperzellen finden.
Bei uns Menschen ist es genauso: Wir haben den Tag genutzt, um im Büro Geschäftsbriefe zu schreiben, daheim die Fenster zu putzen, um an der Supermarktkasse zu sitzen oder in der Fabrik an der Werkbank zu stehen. Wenn es Nacht wird, in der Dunkelheit, warten unsere Zellen auf Nahrung. Unsere Adern weiten sich geringfügig, der Blutdruck sinkt ganz leicht ab – und das Sandmännchen tritt ein, um uns träumen zu lassen.
Dieser Kippschalter ins nächtliche Träumen ist der simpelste Mechanismus, den die Natur entwickelt hat. Wenn wir Tiere und Pflanzen mit neugierigem Interesse beobachten, können wir ihnen das Geheimnis des Schlafens abgucken.

Das Sandmännchen heißt Insulin

Das in der Bauchspeicheldrüse produzierte Hormon Insulin schleust Fett-, Eiweiß- und Kohlenhydratmoleküle in unsere 70 Billionen Körperzellen ein. Es ist sehr ehrgeizig in seinem Bemühen, unser Gewebe aufzupäppeln. Deshalb wird es auch als anaboles, d. h. als aufbauendes Hormon bezeichnet.
Gleichzeitig hat die Natur dem Insulin die Aufgabe anvertraut, die Gefäße etwas zu erweitern, damit mehr Blut durch das Adernlabyrinth strömen kann. Über das Blut werden bekanntlich die Nährstoffe zu den Zellen transportiert. Insulin erfüllt also eine wichtige Doppelaufgabe: Es verbessert den Transport von Biostoffen zu den Zellen

und verfrachtet diese Nährstoffe über Rezeptoren an der schützenden Außenmembran in die Zellen hinein.
Weil die Verjüngung, Reparatur und Regeneration der Zellen nur im Ruhe- oder Schlafzustand erfolgen kann, ist Insulin demnach der beste Freund des Sandmännchens, vielleicht sogar das Sandmännchen selbst. Schon zehn Minuten nach einer kohlenhydratreichen Mahlzeit pumpt die Bauchspeicheldrüse Insulin in die Blutbahn und die Gefäße erweitern sich etwas. Dadurch sinkt der Blutdruck geringfügig ab, Grund dafür, warum wir oft nach einer kohlenhydratreichen Mahlzeit müde werden. Bier ist reich an Kohlenhydraten, deshalb macht es müde. Viele Menschen nutzen bekanntlich Bier als gesundes, natürliches Schlafmittel.
Auch Tiere produzieren Insulin, denn auch Hamster, Wildpferde, Schildkröten oder Gämsen brauchen ja das Sandmännchen, um einschlafen zu können. Pflanzen haben und brauchen keine Bauchspeicheldrüse, deshalb synthetisieren sie auch kein Insulin. Aber sie verfügen über ihren eigenen Schlafmechanismus. Ihre Hormone reagieren bis zu 1000-mal empfindsamer auf Hell-Dunkel-Reize als unsere. Selbst wenn am frühen Abend noch die Sonne scheint, wissen die alten Erlen am Bach oder der junge Geißklee im Garten längst, dass es bald Nacht wird. Das verraten ihnen ihre sensiblen Lichtrezeptoren. Also bereiten sie sich langsam aufs Einschlafen vor. Ihre Gefäße weiten sich, ihre Stoffwechselrate sinkt ab. Sie saugen Nährstoffe aus dem Erdreich – und möglicherweise träumen sie sogar.

Das Schlafhormon Melatonin

- Wir Menschen besitzen eine so genannte Zirbeldrüse, die sich eng an die Gehirnbasis anschmiegt. Selbst bei einem Erwachsenen wiegt sie nur etwa 175 Milligramm.
- In dieser extrem lichtempfindlichen Drüse wohnt das Sandmännchen. Tagsüber bzw. wenn es sehr hell ist, ist ihre Enzymtätigkeit gedrosselt, denn auch Schlafdrüsen müssen mal ausruhen. Bei beginnender Dunkelheit aber wird die kleine Drüse von schwächer werdenden Lichtreizen über die Netzhaut des Auges und über bestimmte Gehirnregionen nach und nach aufgeweckt. Jetzt beginnt ihre betriebsame Nachtschicht, sie steigert die Synthese ihres Enzyms N-Acetyltransferase um das bis zu Hundertfache.
- Dieser kleine Eiweißkörper produziert schließlich das eigentliche Schlafhormon. Die Melatonin-Konzentration im Blut ist um Mitternacht am höchsten und mittags am niedrigsten. Deshalb gilt: Rechtzeitig vor Mitternacht und möglichst schon viel früher zu Bett gehen.

Von der Stubenfliege lernen

In dem Augenblick, in dem eine Stubenfliege an der Zimmerwand landet, um sich ein paar Minuten auszuruhen, schaltet ihr vegetatives Nervensystem schlagartig vom Stress- in den Entspannungszustand um. Augenblicklich weiten sich die Blutgefäße – und der Blutdruck sinkt geringfügig ab. Die Verdauungstätigkeit wird angeregt und der Nährstofftransport zu den hungrigen kleinen Fliegenzellen beschleunigt.
Bei uns Menschen sollte dies ähnlich sein: Wenn wir uns nach dem Mittagessen hinlegen, sollten wir sofort in einen Zustand totaler Entspannung sinken, wissenschaft-

lich ausgedrückt vom Sympathikus (Stresssystem = verengte Gefäße) auf den Parasympathikus (Ruhesystem = erweiterte Gefäße) umschalten. Mit diesem feinen Mechanismus reguliert die Natur unseren Wachzustand und unseren Schlaf. Und was lernen wir in Bezug darauf von den Tieren?
Tagsüber, im Alltagsstress, können wir leicht verengte Adern gut brauchen. Denn sie sorgen für stärkere Herz-Kreislauf-Aktivität, erhöhte Gehirntätigkeit, bessere Konzentration, wache Aufmerksamkeit und schnelle Auffassungsgabe.
Wenn wir abends ins Bett gehen, können wir dies alles nicht brauchen. Solange unser Gehirn Probleme wälzt, bleiben die Blutgefäße verengt und wir können nicht einschlafen. Die Stubenfliege an der Wand tut sich da natürlich leichter. Denn sie muss morgens nicht ihre Kinder zur Schule bringen, den Stand ihres Bankkontos im Auge behalten, das Auto in die Werkstatt fahren oder einen Konflikt mit dem Partner lösen.
Dabei ist Ein- und Durchschlafen ganz leicht, der simpelste Mechanismus, den die biologische Evolution in vier Milliarden Jahren hervorgebracht hat. Das Rezept heißt: Abends alles meiden, was die Blutgefäße verengt und den Blutdruck erhöht.

Das Programm

Möglichst früh und richtig zu Abend essen

Nehmen Sie die letzte große Abendmahlzeit möglichst nicht nach 19 Uhr ein. Machen Sie Schluss mit der Angewohnheit, um halb zehn Uhr mit guten Freunden noch beim Griechen um die Ecke zum Essen gehen, denn der

Koch hat über Pfeffersauce, Pommes frites, Paprikagemüse und die Marinade ausgiebig den großen Salzstreuer kreisen lassen.
Ihre letzte Mahlzeit des Tages sollte salzarm sein, denn Salz verengt die Gefäße. Am besten auf Salzreiches ganz verzichten, wie z. B. auf Wurst, Dosen- oder Fertiggerichte, salzigen Käse, Lachs, Ölsardinen usw.
Die Bestandteile Natrium und Chlorid im Kochsalz erhöhen nicht nur die Gefäßwandspannung und verengen deshalb die Adern, sondern sie binden auch Wasser und erhöhen somit das Blutvolumen, wodurch der Blutdruck zusätzlich erhöht wird.
Denken Sie stets daran: Salz ist der größte Feind des Sandmännchens.
Süßes bzw. Kohlenhydratreiches führt hingegen zu einem Ausstoß an Insulin, das die Blutgefäße geringfügig erweitert. Bringen Sie ab sofort abends also lieber mal Pfannkuchen mit Ahornsirup, Spaghetti mit einer kräutergewürzten Tomatensauce, Vanille-Milchreis oder ganz einfach auch nur ein Butterbrot mit Honig auf den Tisch.

Die richtige Schlafhygiene
Machen Sie das Schlafzimmer zu Ihrem Lieblingszimmer. Bekanntermaßen widerstrebt vielen mit Schlafproblemen behafteten Zeitgenossen der abendliche Weg in ihr Schlafzimmer. So mancher sieht in ihm nur den Ort, an dem man sich schlaflos und gequält im Bett herumwälzt.
Tipp: Richten Sie sich Ihr Schlafzimmer besonders hübsch ein, mit einer gemütlichen Leselampe und freundlichen Vorhängen, Tapeten und angenehmer Bettwäsche.
Gehen Sie nicht zu spät ins Bett, am besten eine halbe Stunde vor der bislang gewohnten Zeit. Legen Sie sich

möglichst immer zur gleichen Zeit schlafen, also nicht einmal um neun Uhr abends, am nächsten Tag aber erst nach dem Mitternachts-Thriller im Fernsehen.
In dem Augenblick, in dem Sie die Schlafzimmertür hinter sich schließen, müssen alle Probleme, Sorgen, Kummer, Ärger und Konflikte draußen bleiben. Sie haben in Sandmännchens Refugium nichts zu suchen. Von nun an darf kein Gedanke mehr daran verschwendet werden, dass die Heizölrechnung so hoch ausfällt oder auf dem Dach ein paar Ziegeln ausgewechselt werden müssen, dass der Ehemann sich auf einmal unbedingt ein Suzuki-Motorrad für 16 000 Euro wünscht oder die Kinder schlechte Noten aus der Schule mitbringen.
Leichte, leise und melodische Musik hilft zur Einstimmung in den Schlaf. Dasselbe gilt für das Lesen, solange es sich nicht gerade um einen Horrorkrimi handelt.
Dann machen Sie einfach die Augen zu und lassen die Bilder vor Ihrem geistigen Auge entstehen. Ideal, um in Schlaf zu fallen, ist das Festhalten an irgendwelchen Chiffren, Zeichen, Sternen oder Buchstaben, die sich in der Vorstellung von alleine entfalten. Oder aber auch die Vorstellung, dass man sich langsam bewegt, etwa mit dem Fahrrad fährt oder spazieren geht. Oft hilft es sich auszumalen, dass man sich aufwärts oder abwärts bewegt, dass man z. B. auf Skiern einen Schneeberg hinabrutscht, Treppen hinunter- oder hinaufgeht oder an einer Felswand nach oben oder nach unten klettert.

5 Jung wie ein Schmetterling

Jung auf die Welt kommen und jung alt werden – das ist nach den uralten Regeln der Natur ganz normal. Wenn Wissenschaftler unterm Mikroskop die Zellen eines jungen Krokodils mit denen eines Alttiers vergleichen, sehen sie keinen Unterschied. Beide sind üppig, gut genährt und jung. Die Zellen eines soeben geborenen Bonobo-Äffchens unterscheiden sich nicht im Geringsten von denen seines Großvaters oben im Baumwipfel des Dschungels. Bei Pflanzen verhält es sich nicht anders. Die Zellen eines Abachi-Tropenbaums im Kongo sind unversehrt und jung – ganz egal, wie alt der Baum ist. Auch unsere schönen, bunten Wildblumen – Gelber Eisenhut, Alpenaster, Graslilie oder Wiesenmargerite – haben ihr Leben lang vorbildlich junge, kerngesunde Zellen. Erst kurz vor dem Tod oder Absterben von Wildtieren und -pflanzen zerfällt ihr Gewebe unter dem natürlichen Angriff freier Radikale.

Bei uns Menschen müsste dies genauso sein. Genetisch gesehen unterscheiden wir uns nicht allzu sehr von einem sibirischen Tiger oder den Geranien auf unserem Balkon. In jedem von uns steckt das Versprechen der Natur, jung zu sein und es ein Leben lang zu bleiben. Wir müssen es nur nutzen.

Das Geheimnis der Jugend

Das Geheimnis jugendlicher Frische steckt als Vermächtnis in den Erbanlagen in unseren rund 70 Billionen Zellkernen. Vorzeitig gealtert? Dann einfach nur die verlorenen Jahre aus den Zellkernen zurückholen, anstatt sich immer nur auf die trügerisch verlockenden Offerten der Schönheitssalons, Parfümerien oder Wellness-Oasen zu verlassen. Jugendlichkeit ist kein einheitliches Ganzes, das in uns steckt und allmählich verloren geht. Sondern sie besteht aus 70 Billionen winzigen Zellen mit ihrem Erbgut und hofft sehnsüchtig darauf, befreit zu werden. Jung sein und es bleiben funktioniert nach einem ebenso simplen Prinzip wie die Wach-Schlaf-Kippschaltung.

Jede einzelne unserer Zellen wird tagsüber arg durch Stress belastet und »alt« gemacht. Die Strapazen entziehen ihnen Wasser und Nährstoffe wie Vitamine, Eiweiß oder Spurenelemente. Gleichzeitig wird unser Immunsystem geschwächt. Unsere Zellen sind meistens ab elf Uhr vormittags den Angriffen der freien Radikale ausgesetzt. Dies sind zerstörerische und recht aggressive Substanzen, die einen Sonderauftrag der Natur ausführen: nämlich welkes, angegriffenes und ungeschütztes Zellmaterial zu vernichten.

Dreht sich die Stressmühle den Nachmittag über und bis in den Abend hinein unerbittlich weiter, verbraucht der fortgesetzte Raubbau weiterhin Biostoffe aus den Zellen und lässt deren Alterungsprozess noch schneller voranschreiten. Jetzt entstehen immer mehr freie Radikale im innersten Heiligtum der Zelle, im Zellkern. Sie attackieren die Gene, die eigentlichen Hüter unserer Gesundheit.

Das Geheimnis der Jugend besteht darin, unsere Gene gegen freie Radikale zu panzern und beschädigte Gene zu reparieren und auf diese Weise zu verjüngen.
Dabei gilt: Wir Menschen werden tagsüber älter und nachts wieder jünger. Wir haben es selbst in der Hand, unsere Gene und Zellen vor dem Älterwerden zu bewahren, indem wir unsere biologische Altersuhr nachts, während wir träumen, stoppen oder gar zurückdrehen.

Die Nukleotide: Bausteine der Jugend

- Rohstoff unserer rund 30 000 aktiven Gene sind so genannte Purine, die wiederum aus Nukleotiden bestehen, eiweißähnlichen Bausteinen. In Nahrungsmitteln kommen die Nukleotide zu so genannten Nukleinsäuren gebündelt vor. Sie sind sowohl in pflanzlicher als auch in tierischer Kost enthalten.
- Unsere Bauchspeicheldrüse stellt Enzyme her, die die Nährstoffe aus dem Nahrungsbrei im Darm heraustrennen: Amylasen für die Kohlenhydrat-, Proteasen für die Eiweiß- und Lipasen für die Fettverdauung. Weil aber der Abbau von Nukleinsäuren noch wichtiger ist, stellt die Drüse noch ein weiteres Verdauungsenzym her: die Nukleasen. Ihr Job ist es ausschließlich, die verjüngenden Nukleotide freizusetzen und ihnen den Weg durch die winzigen Kanälchen in der Darmwand ins Blut und zu den Körperzellen zu ermöglichen.
- Daraus ergibt sich: Wir sollten Lebensmittel essen, die sowohl reich an Nukleotiden sind als auch gleichzeitig deren Verdauung erleichtern. Wichtiger Biostoff dabei ist das Magnesium. Da trifft es sich bestens, dass dieser Mineralstoff hoch konzentriert in allen nukleotidreichen Nahrungsmitteln enthalten ist.

- Reich an Nukleotiden sind verständlicherweise alle jungen Lebensmittel, wie Salat- und Gemüseblätter, Hülsenfrüchte, Pilze, Kastanien, Nüsse, Kerne, Sprossen, Eier und Kaviar.
- Auch in den Zellkernen kommen Nukleasen vor, die (vor allem nachts) beschädigte Gen-Sequenzen aus den Chromosomen heraustrennen und so die Regeneration der Zellen erst ermöglichen. Schlaf und jugendliches Gewebe sind für die Natur eine untrennbare Einheit; junge Lebensmittel tun ein Übriges, damit wir morgens auch verjüngt vor dem Badezimmerspiegel stehen.

Vorsicht, freie Radikale

Ein Mittelding zwischen jung und alt kennt die Natur nicht. Es gibt nur das eine oder das andere. Die Natur versucht, alles Junge möglichst lange jung zu erhalten und alles vorzeitig Gealterte möglichst noch rascher altern zu lassen oder eventuell sogar ganz abzutöten. Getreu ihrem uralten Prinzip, dass stets nur kerngesunde Tiere, Menschen und Pflanzen die Erde bevölkern und bereichern sollen.

Um dieses Prinzip sicherzustellen, hat sie die freien Radikale erfunden, deren Job es ist, alles Kränkliche, Welke zusätzlich zu schwächen und auszutilgen. Die freien Radikale sind ein weiteres Wunder der Natur. Moleküle bestehen aus Atomen, die durch Paare von Elektronen miteinander verbunden sind. Begegnet ein in einem Molekül gebundenes Atom einem Atom mit einem ungepaarten Elektron, mit dem es eine stärkere Bindung eingehen kann als mit seinem momentanen Partner, dann wechselt es zu dem Atom mit dem ungepaarten Elektron über. Dabei nimmt es eines der Elektronen aus seiner früheren Bindung mit und dieses paart sich mit dem ungepaarten Elektron des neuen Partners. Das verlassene Atom bleibt mit einem ungepaarten Elektron zurück, ein Zustand, dem es abzuhelfen versucht, indem es möglichst einer anderen Verbindung ein Atom entreißt. In diesem ungesättigten Zustand wird es als freies Radikal bezeichnet, weil es äußerst reaktionsfreudig ist und sich tatsächlich recht radikal und zerstörerisch gebärdet. Die gute Nachricht: Wenn Zellen immungeschützt sind, entstehen gar keine freien Radikale und das Gewebe bleibt unversehrt und jung.

Freie Radikale sind extrem kurzlebig, sie existieren gerade mal zwei oder drei milliardstel Sekunden. Doch in diesem unendlich kurzen Zeitraum schaffen sie es, einem Zellmolekül ein Elektron zu entreißen. Das beschädigte Molekül klaut nun seinem Nachbarmolekül – z. B. in der Herzmuskelzelle – ein Elektron. Dies wird nun ebenfalls äußerst aggressiv und holt sich das fehlende Elektron wiederum von seinem Nachbarn. Auf diese Weise entsteht eine oft verhängnisvolle Kettenreaktion. Bei Menschen, die unter Stress stehen, denen Schlaf und Ruhephasen fehlen und die sich katastrophal ernähren, kommt es pro Minute zu Milliarden und Abermilliarden von Angriffen freier Radikale in den Zellen.

Der Blick in den Spiegel beweist es: Falten, Runzeln, schlaffes Gewebe, brüchiges, vorzeitig ergrautes Haar. Wieder dient uns die Natur als Vorbild: Ein Schmetterling kennt diese Probleme nicht. Er flattert jung, sorglos und stets mit einem beneidenswerten Stoffwechsel durch seine kleine Welt aus Wiesen, Blumen und Büschen.

Antioxidanzien schützen und halten jung

- Die Natur hat die freien Radikale erfunden. Sie hat aber auch Moleküle erfunden, die vor ihnen schützen. Diese Immunpolizisten werden als Antioxidanzien bezeichnet. Es sind die Vitamine A, C, E sowie das Spurenelement Selen. Je mehr dieser Schutzstoffe wir mit der Nahrung aufnehmen, desto länger bleiben wir jung.
- Es kann aber auch sein, dass unsere biologische Altersuhr am Vormittag zu schnell tickt, weil wir zu viel Stress und Hektik haben. Dann werden Zellen oder Zellteile durch freie Radikale zerstört. Ein gesundes Mittagessen und ein kleines Nickerchen danach – schon hat sich unser Gewebe regeneriert und wir sind wieder jünger geworden. Genauso gut können wir es aber einrichten, dass unser Gewebe überhaupt nicht von freien Radikalen angegriffen wird.
- Vitamin A ist der beste Verbündete unserer Schleimhäute in Mund-, Nasen- und Rachenraum, Nebenhöhlen, Lunge, Magen und Darm oder im Genitalbereich. Auch unsere Augen brauchen viel Vitamin A, damit wir problemlos beides können: die Zeitung lesen und in die Ferne gucken. Das so genannte Prohormon, aus dem das Vitamin A entsteht, die Karotine, sind in unglaublicher Fülle in allen gelben, orangefarbenen, dunkelgrünen, roten und blauen Früchten und Gemüsearten konzentriert. Wir brauchen beim Einkauf im Supermarkt oder im Bioladen nur nach den Farben zu gehen.
- Die Aufgabe von Vitamin C ist es, alle wässrigen Bestandteile im Körper zu schützen, also vor allem das mit Nährwasser prall gefüllte Innere unserer rund 70 Billionen Körperzellen. Besonders reich an Vitamin C sind bekanntlich frisches Obst und Gemüse, insbesondere säuerlich schmeckende Obstsorten wie Kiwi, Äpfel, Orangen, Grapefruit, Zitronen usw.
- Vitamin E kümmert sich in unserem Gewebe derweil um den Immunschutz von allen fetthaltigen Zellteilen, insbeson-

dere der Zellmembranen. Es hält unsere Haut geschmeidig und verhilft unserem Haar zu seinem Glanz. Außerdem bewacht Vitamin E alle Cholesterin-Moleküle in unserem Organismus, damit sie nicht von freien Radikalen attackiert und dadurch ranzig werden und sich womöglich in den Gefäßinnenwänden festsetzen, wo sie eine Arteriosklerose begünstigen. Auch in Pflanzen schützt Vitamin E alle fetthaltigen Zellteile. Deshalb ist das Vitamin verständlicherweise in allen fetthaltigen Pflanzen reich enthalten, wie z. B. in Avocado, Oliven, Nüssen, Kernen, Hülsenfrüchten, allen Pflanzenölen sowie in Tofuprodukten.

- Das Spurenelement Selen ist wichtiges Kernstück eines Immunenzyms mit der Bezeichnung Glutathion-Peroxidase, das alle unsere Zellen panzert. Enthalten ist Selen vor allem in Vollkornprodukten, Naturreis, Pilzen, Spargel, Knoblauch, Käse, Eiern und Leber.
- Wenn so ein bunter Schmetterling in unserem Garten von Blüte zu Blüte flattert, ist sein Gewebe stets voll gestopft mit Selen und den Schutzvitaminen A, C und E. Ganz klar, dass er dann auch gar nicht von freien Radikalen behelligt wird und sein Leben lang jung und hübsch bleibt.

Das Programm

Den Tag richtig beginnen

Morgens kommen Sie auf jeden Fall verjüngt aus den Federn, denn das Gewebe durfte sich ja nachts regenerieren. Machen Sie jetzt nur keinen Fehler und enttäuschen Sie Ihre Körperzellen nicht. Wie auch bei allen anderen Programmen in diesem Buch ist das erste kleine Frühstück ein Obstschüsselchen aus Fruchtstücken, Nüssen, Kernen, Rosinen, etwas Sahne oder Fruchtsaft, alles ganz nach Belieben gemixt.

Da freut man sich auf das zweite, »richtige« Frühstück, denn man bekommt bald nach der ersten kleinen Mahlzeit richtigen Appetit – ein gutes Zeichen. Jetzt dürfen Sie sich also den dampfenden Kaffee oder Tee, Vollkornbrötchen, Butter, kalten Braten, Schinken oder Roastbeef, dazu Ei-, Gurken- oder Tomaten-Scheibchen, vielleicht auch eine Scheibe Lachs gönnen. Auch eine kleine Sünde ist erlaubt – in Form von Zucker im Kaffee.

Gesundheit fängt beim richtigen Einkaufen an

Werden Sie mit den Augen jung: Suchen Sie nach gelbem, orangefarbenem, rotem, dunkelgrünem oder blauem Obst und Gemüse. Seinen Farbreichtum verdankt es Lykopenen und Karotinen, also Immunfarbstoffen. Schwelgen Sie also beim Einkaufen in Obst und Gemüse und wählen Sie Tomaten, Aprikosen, Kürbis, Spinat, Brokkoli, Rote Bete, Brombeeren, Heidelbeeren usw. aus. Sich jung essen ist ziemlich einfach.

Die besten Jungbrunnen-Snacks gegen den kleinen Hunger sind Nüsse (oder auch Nussmischungen), Sesamsamen, Kürbis-, Sonnenblumen- und andere Kerne, Trockenobst und Studentenfutter. Lassen Sie sich von der reichen Auswahl im Naturkostladen inspirieren.

Damit alt machende freie Radikale gleich von Anfang an keine Chance haben, panzern Sie Ihre 70 Billionen Körperzellen mit Immunpolizisten. Besorgen Sie sich in der Apotheke Kapseln oder Dragees mit Antioxidanzien, also den Vitaminen A, C, E und Selen. Brauchen Sie die Packung gemäß Beipackzettel auf. Danach haben Sie eventuelle Defizite an diesen Immunschutzsubstanzen zumindest weitgehend ausgeglichen.

Statt Hektik lieber Sauerstoff tanken

Stress macht alt – tragen Sie also weniger Termine in Ihren Kalender ein und wälzen Sie nachts im Bett nicht mehr so viele Probleme. Für besseren Schlaf halten Sie sich an die Empfehlungen im vorangegangenen Kapitel »Schlafen wie ein Murmeltier« auf Seite 122.

Fröhliche Schmetterlinge halten sich mit Vorliebe im Freien auf und tanken deshalb viel verjüngenden Sauerstoff. Tun Sie es diesem zartgliedrigen Vorbild gleich und gehen Sie öfter mal raus aus Ihren vier Wänden, am besten in den Wald oder in den Park – Hauptsache, in die Natur.

6 Stark wie ein Tiger

Bei der Stärke geht es hauptsächlich um Muskeln, aber natürlich auch um Knochen, Sehnen und Gelenke. Außerdem auch noch um einen kräftigen Kreislauf. Dabei erwartet freilich keiner von uns, dass wir so gewaltige Bizepskräfte wie ein Grizzlybär entwickeln. Kein Mensch muss muskelbepackt wie ein Braunbär herumlaufen, um Eindruck zu erwecken. Trotzdem gilt: Muskeln vermitteln eine schöne Figur, ein geschmeidiges Äußeres und eine gute Haltung.

Muskeln bestehen aus Eiweißfasern, aus den Gewebsproteinen Actin und Myosin. Ihr Job ist es, den Bewegungsapparat in Gang zu halten. Schöne, kräftige Muskeln sind aber nicht in den 3-Kilo-Kübeln mit Eiweißpulver oder den chromglänzenden Leg-Machines der Fitnessstudios angelegt, sondern in unseren Genen; sie sind es, die Muskelmasse sprießen lassen.

Ein 70 Kilogramm schwerer Mann mit gesundem Körperbau verfügt über knapp 30 Kilogramm Muskeln. Zehn Kilo mehr Gewicht machen ihn aber nicht unbedingt stärker. Dazu wären weitere Voraussetzungen erforderlich:

- Die Muskelzellen müssen mit Glukose, ihrer Hauptenergiequelle, versorgt sein.
- Weil jedes Glukosemolekül drei Moleküle Wasser bindet, muss so ein beneidenswert gewölbter Schenkel-

und Oberarm-Bizeps auch mit Zellwasser voll gepumpt sein.

- Außerdem muss der Herzmuskel gesund und kräftig sein, damit er alle anderen rund 250 Muskeln im Körper dieses Menschen überhaupt in Gang setzen kann.
- Es hilft auch nichts, aufgeblähte Hantelmuskeln zu haben, wenn die Gelenke ausgedörrt und die Sehnen und Bänder lasch wie ein leerer Fahrradschlauch sind.

Wir sind immer nur so stark wie der schwächste Muskelteil in unserem Körper. Ärzte sind oft bestürzt darüber, dass Patienten über eine mächtig auftrainierte Brustmuskulatur verfügen, die Lendenwirbel aber z. B. mitleiderregend schwach sind. Kraftstrotzende Wadenmuskeln sind kein Ersatz für dürftige Muskelstränge rund um unsere Darmschläuche. Um stark wie ein Tiger zu sein, müssen alle unsere Muskeln vernünftig ausgebildet sein. Dies gilt für die zarten Muskelwülste um unsere Arterien herum ebenso wie für Muskeln, die benötigt werden, um schwere Einkaufstüten über den Parkplatz zu schleppen und in den Kofferraum zu wuchten.

Muskeln brauchen Wasser und Glukose

Nur mit ausreichend Wasser und Glukose wird die Eiweißstruktur der Muskulatur mit Energie versorgt. Unsere Vorfahren, die Neandertaler, hatten stets viel Glukose und Wasser in ihren Muskeln, denn zu jener Zeit musste man ja stets auf dem Sprung sein, um vor angreifenden Raubtieren zu flüchten. Kräftige Muskeln gehören seit jeher zur Grundausstattung des Menschen. Sie bestehen im Wesentlichen aus Eiweiß, Glukose und Wasser.

Stark wie eine Raubkatze zu sein bedeutet nicht, dass Oberarme gegen die Hemdsärmel spannen oder sich die Jeans nicht mehr über die Oberschenkelwülste hochziehen lassen. Die männlichen Mitglieder unserer Urahnen hatten kräftig ausgebildete Muskeln, weil sie z. B. für die Jagd oder auch den Behauptungskampf gegen Eindringlinge gerüstet sein mussten. Auch in unseren modernen Zeiten reicht es aus, alle Körpermuskeln gleichmäßig zu belasten und ausreichend mit Nährstoffen zu versorgen, damit sie gesund und stark werden bzw. es bleiben.

Was unsere Muskulatur in erster Linie braucht, ist Wasser bzw. die Kombination aus Wasser und Glukose. Wenn wir körperlich aktiv sind, beim Fensterputzen oder Nordic Walking, verheizen unsere Muskeln in ihren Mitochondrien (den kleinen Brennkammern) Glukosemoleküle zu Energie. Dabei gehen mit jedem Molekül Glukose drei Moleküle Wasser verloren. Dies ist übrigens der Grund, weshalb die Muskeln unsportlicher Zeitgenossen nach einer schweißtreibenden Fahrradtour erst einmal schwächer werden. Doch schon nach wenigen Stunden saugen die Muskelzellen umso mehr Glukose und Wasser an – und die Muskelmasse nimmt zu.

Das eigentliche Geheimnis kräftiger Muskeln ist die Kombination aus Glukose und Wasser. Dabei ist der eigentliche Feind beim Aufbau eines schönen, muskulösen Körpers keineswegs Bewegungsmangel – sondern Salz. Frauen und Männer, die sich gesund ernähren, können auch mit zweimal drei Minuten Muskeltraining pro Tag einen attraktiven Körper aufbauen.

Stress schwächt die Muskeln

- Die kleinste Einheit der Kohlenhydrate sind die Glukosemoleküle, die über den Darm in unseren Blutkreislauf gelangen. Weil dieser Blutzucker für unsere Fitness und unsere mentale Frische so unverzichtbar ist, speichert unser Körper ihn in Form von so genanntem Glykogen: Ein männlicher Erwachsener verfügt normalerweise über fünf Gramm Glykogen im Blut, 80 Gramm in der Leber und 350 Gramm in den Muskeln. Frauen speichern etwa ein Viertel bis ein Drittel weniger Glukose.
- Das Glykogen wird bei Stress rasch verbraucht. Kalifornische Wissenschaftlerinnen haben sich selbst getestet und herausgefunden, dass ihre Glukosespeicher schon am Vormittag nur noch zu einem Drittel gefüllt sind. Spätestens dann treten erste Anzeichen von nervöser Unruhe und Müdigkeit auf.
- Nerven und Gehirn können praktisch nur Blutzucker zu Energie verbrennen. Da wird schnell klar, dass der übliche Alltagsstress nicht viel übrig lässt von den Reserven – ganz egal, ob man im Büro arbeitet oder daheim als Mutter und Hausfrau durch die Stressmühle gedreht wird.
- Das Problem: Bei Ärger, Konflikten, Kummer, Sorgen und Problemen verheizen Gehirn- und Nervenzellen erst einmal die Glykogen-Depots in Blut und Leber. Danach holen sie sich den kostbaren Energiestoff rücksichtslos auch aus den Muskeln.
- Dies bedeutet, dass die mentale Belastung den Muskeln nicht nur Zuckermoleküle, sondern auch Wasser entzieht. Denn mit jedem Glukosemolekül gehen ihnen ja auch drei Moleküle polsterndes Wasser verloren.
- Schöne Muskelpakete lassen sich also nur dann aufbauen, wenn gleichzeitig der Stress reduziert wird. Das können wir von dem kraftvollen Tiger in der Wildnis lernen. Der erledigt

sein Stressprogramm, um seinen Magen zu füllen. Doch danach döst er gleich wieder faul im Steppengras – während sich seine erschöpften Muskeln erneut mit Wasser und Glukose aufpäppeln.

Zu viel Salz macht Muskeln schwach

Genauso wie die Muskeln durch Stress geschwächt werden, entzieht ihnen auch Salz viel Kraft. Die Bestandteile Natrium und Chlorid in unserem Kochsalz binden Wasser, das sie aus den Muskelzellen heraussaugen und in der so genannten extrazellulären Flüssigkeit deponieren, wo es mehr schadet als nützt. Schon 90 Minuten nach einer sehr salzreichen Abendmahlzeit aus Wurst, Fleisch, salzigen Saucen oder Marinaden usw. verlieren die Muskeln bis zu 26 Prozent ihrer Leistungsfähigkeit. Völlig sinnlos ist es, gleich nach dem schweißtreibenden Besuch im Fitnessstudio zum Italiener zu gehen, um mal richtig schön süß und salzig zu schlemmen.

Schöne Muskeln eignen wir uns nicht unbedingt mit Hantelstemmen und Treadmill-Marathons an, sondern eher mit dem Verzicht auf muskelschwächende Sünden. Dazu zählt neben Stress in erster Linie eine zu salzreiche Kost. Mahlzeiten lassen sich statt mit viel Salz viel schmackhafter mit Kräutern und Gewürzen zubereiten, wie z. B. Bohnenkraut, Rosmarin, Estragon, Oregano, Majoran, Thymian, Liebstöckel, Pfeffer, Senfkörner, Koriander, Chili, Curry oder Safran sowie mit Zwiebeln oder Knoblauch. Diese natürlichen Geschmacksstoffe bringen zudem die Durchblutung in Schwung, wodurch die Muskelzellen besser mit Nährstoffen versorgt werden.

Fitness beginnt im Herzmuskel

Das Herz ist der Motor unserer Kraft und Frische und gleichzeitig unser aktivster Muskel. Ohne ein gesundes Herz lassen sich weder ein Oberarmbizeps noch eine feste Lendenmuskulatur oder eine attraktive Körperhaltung aufbauen. Das Herz eines Mannes wiegt etwa 310 Gramm, das einer Frau 260 Gramm, es ist also ein recht kleines Organ. Dafür ist es enorm leistungsfähig: Es schlägt ein Leben lang etwa 70-mal in der Minute und pumpt pro Minute rund fünf Liter Blut durch unser Gefäßsystem. So versorgt der Kreislauf alle Körperzellen mit lebensnotwendigen Nährstoffen.

In jeder gesunden Muskelzelle arbeiten etwa 200 000 so genannte Ribosomen an der Herstellung von Zellproteinen aus Aminosäuren, den kleinen Eiweißbausteinen. Etwa 1000 Mitochondrien liefern dafür die notwendige Energie. Dies sind winzige Brennkammern, in denen zunächst Glukose, dann aber auch Fett zu Zellenergie verbrannt wird. Je mehr solcher Proteinwerkstätten und Energiebrennkammern unsere Zellen besitzen, desto leistungsfähiger sind wir. Mit großartigen Turnübungen an den Hantelstangen moderner Fitnessgeräte oder stundenlangem Schwitzen auf dem Ergometer-Fahrrad auf dem Balkon lässt sich dies nicht erreichen. Die gute Nachricht lautet: Wir können mit sehr einfachen, leichten und auch kurzen Übungen die Anzahl der Ribosomen und Mitochondrien auf einem gesunden Niveau halten. Dann ist auch unser Herz – ebenso wie alle anderen Muskeln – ausreichend mit Sauerstoff versorgt und die Zellatmung funktioniert reibungslos.

Alle Tiere in freier Natur haben enorm leistungsfähige

Zellproteinwerkstätten und ein Maximum an großen und leistungsfähigen Mitochondrien. Das Gleiche gilt für Kinder. Deshalb sind sowohl Wildtiere als auch Kinder auch so lebendig und im Allgemeinen schlank und energiegeladen. Ihre Herz- und alle anderen Muskelzellen sind mit Blut gut versorgt, deshalb auch mit Nährstoffen, mit Wasser ebenso wie mit Sauerstoff. Sie sind lebendiger Beweis dafür, dass Gesundheit Jugendlichkeit bedeutet.

Moderne US-Sportphysiologen empfehlen daher, lieber auf strapaziöses Körpertraining zu verzichten, es sei denn, man möchte in irgendeiner Disziplin Weltmeister werden oder eine Goldmedaille erkämpfen. Eine zu starke Muskelbelastung geht auch auf Gelenke, auf Sehnen und Bänder, die bei den meisten Zeitgenossen ab 30 Jahren ohnehin schon ein wenig ausgeleiert sind. Drei Faktoren sind es, die uns in erster Linie fit wie ein Tiger machen: weniger Stress, weniger Salz und mehr Sauerstoff.

Öfter mal zu Fuß zum Einkaufen

Wenn Rotkehlchen, Eidechsen, Ameisen oder Wüstenhunde auf Futtersuche sind, nehmen sie dazu auch nicht das Auto. Wenn ein kraftstrotzender Tiger einen Volkswagen oder Opel besäße, wäre es mit seiner Fitness rasch vorbei. Der Mensch ist und bleibt eine Bewegungsmaschine, die geölt werden will. Das bedeutet: Knochen, Muskeln, Sehnen und Gelenke müssen regelmäßig moderat belastet werden. Dazu reichen vergleichsweise minimale Übungen aus. Oft ergeben sich diese Fitnessübungen ganz von allein im Alltag: beim Treppensteigen, wenn man z.B. das zweijährige Töchterchen samt Ein-

kaufstasche in den zweiten Stock hinaufschleppen muss, weil der Aufzug gerade repariert wird.
Das Prinzip lautet: Gehen Sie keiner Körperbelastung aus dem Weg. Auch im Flachland gibt es genügend Gelegenheit zum Bergwandern – Treppen und Stiegen stehen ausreichend zur Verfügung. Benutzen Sie von nun an ganz einfach Rolltreppen und Aufzüge grundsätzlich nur noch nach unten, das reicht meist schon. Schon beim Steigen einer einzigen 20 Zentimeter hohen Treppenstufe hinauf in die Damenmodeabteilung wird Muskelglukose zu Energie verbrannt und die Beinmuskeln verlieren Wasser. Doch kaum ist man oben angekommen, saugen die Muskeln umso mehr Glukose und Wasser aus dem Blut an. Und während man sich die neue Kollektion anschaut, werden die Muskeln kräftiger. Ideale Voraussetzung dafür ist, dass die Ernährung vorwiegend aus wasserreichen Kohlenhydraten besteht: aus Gemüse, Hülsenfrüchten, Kartoffeln und Vollkornprodukten.

Auch Gelenke wollen fit bleiben

Noch mehr als unsere Muskelzellen freuen sich unsere Gelenke über jede erfolgreich erklommene Treppenstufe. Schade, dass wir nicht in unsere Gelenkhöhlen hineinsehen können, um zu erkennen, welches Chaos dort oftmals herrscht: geschrumpfte, getrocknete Knorpel, kaum noch Gelenkschmiere, schon reiben Knochen aneinander und verursachen Schmerzen. Gelenke sind mit so genannter Synovial-Flüssigkeit angefüllt, einer aus Proteoglykanen bestehenden, gallertartigen Masse. Diese wundervollen Moleküle saugen wie ein Schwamm nährstoffreiches Wasser auf und halten es fest. Sie machen die Gelenke weich und jugendlich geschmeidig.

Wenn Proteoglykane fehlen, geht den Gelenken ihre polsternde Flüssigkeit verloren und die schützende Gelenkkapsel schwillt an. Als Folge davon tritt oft auch noch der letzte Rest an Gelenkschmiere aus. Kaum ist man dann morgens raus aus dem Bett und auf dem Weg ins Badezimmer, tun oft schon die Gelenke weh. Nässe, Zugluft und Kälte verschlimmern die Beschwerden. Schon kündigt sich eine Arthritis (eine Gelenkentzündung) oder eine Arthrose (eine degenerative Gelenkerkrankung) an.

Gute Durchblutung ist ein weiteres Geheimnis der Fitness. Treppensteigen oder jede andere körperliche Betätigung durchblutet das Gewebe, erwärmt es, bringt die Nährstoffversorgung in Schwung. Dies gilt für die Muskeln ebenso wie für Gelenke oder für die Osteoblasten, die knochenbildenden Zellen im Skelett. Um fit zu bleiben, reicht es schon aus, sich den Einkaufsrucksack zu schnappen, flotten Schrittes sieben Minuten vor zum Supermarkt und beladen wieder zurück zu laufen – schon hat man fast sein Tagesfitnessprogramm absolviert.

Richtig gehen will gelernt sein

- Was haben Heidi Klum, Claudia Schiffer und die hochgewachsenen Massai-Frauen im kenianischen Hochland gemeinsam? Richtig: eine tolle Körperhaltung. Die Afrikanerinnen lernen sie von ihrer Mutter und die Models auf der Laufsteg-Schule.
- Viele von uns Zeitgenossen gehen völlig falsch. In der Zivilisation verliert man offenbar die Fähigkeit, sich natürlich zu bewegen. Man braucht ja nur mal zuzugucken, wie Men-

schen ihre Einkaufstüten über den großen Parkplatz zum Auto schleppen: leicht gebeugt, mit einem Schritt für Schritt enormen und unnötigen Energieverlust. Afrikanische oder asiatische Frauen tragen mit beeindruckender Eleganz freihändig und meilenweit 15-Kilo-Körbe oder Wasserkanister auf ihren Köpfen, ohne eine einzige Extrakalorie dabei zu vergeuden.

- Auch Tiere verschwenden bei der Vorwärtsbewegung kein einziges Energiemolekül unnötig. Natürliches Gehen ist ein flexibles Dahingleiten, wobei kinetische Energie kontinuierlich Schritt für Schritt mitgenommen wird.
- Der Fehler der meisten Menschen beim Gehen ist der, dass es bei jedem Schritt in dem Moment zu einem kurzen Zwischenstopp kommt, wenn der Körper seine vertikale Schwerpunktachse erreicht. Er muss dann wieder anschieben – in den folgenden Schritt hinein. Dabei geht viel Energie verloren. Auf längeren Strecken führt dies zwangsläufig zu rascherer Ermüdung.
- Wie kann man richtig gehen lernen? Ganz einfach: Wichtig ist eine aufrechte Körperhaltung; unser Schwerpunkt muss beim Auftreten in der vertikalen Achse liegen. Danach gleitet der Körper von allein in den nächsten Schritt, ohne dass wir zusätzlich anschieben müssen. Die Knie sind leicht gebeugt, man geht dynamisch vorwärts gerichtet, in ständig gleitender Vorwärtsbewegung. Gehen wie Claudia oder Heidi können Sie daheim, im Büro oder auf dem Weg zum Postamt üben. Sie werden schon nach kurzer Zeit ein völlig neues Körpergefühl entwickeln.

Das Programm

Fit mit Kohlenhydraten und Gewürzen

Ernähren Sie sich vorwiegend mit wasserreichen, komplexen Kohlenhydraten, damit Ihre Muskeln und Gelen-

ke in jeder Sekunde gut versorgt sind: Obst, Gemüse, Hülsenfrüchte, Pilze, Naturreis, Vollkornprodukte, Salat, Rohkost. In Kapitel 5 »Naturbelassene Lebensmittel« ab Seite 184 dieses Buches finden Sie eine Liste mit gesunden kohlenhydratreichen Nahrungsmitteln.
Alle scharfen, würzig schmeckenden Lebensmittel sorgen für eine bessere Durchblutung und Nährstoffversorgung der Muskel- oder Gelenkzellen. Dazu gehören: Knoblauch, Zwiebeln, Rettich, Meerrettich, Paprika, Peperoni, Radieschen, Senf, Ketchup sowie scharfe Gewürze wie Ingwer, Chili, Curry oder Pfeffer. Verzichten Sie dagegen möglichst auf Salz oder salzreiche Lebensmittel; schmecken Sie Speisen lieber mit Kräutern und Gewürzen ab.

Ausreichende Ruhephasen einplanen
Bauen Sie Stress ab und gönnen Sie sich stattdessen mehr Ruhe, Schlaf und Entspannung. Die Faustregel lautet: Täglich einen Termin weniger, dafür eine halbe Stunde früher ins Bett.

Körperlich aktiv werden
Bewegung ist besonders wichtig: Gehen Sie keiner Treppenstufe mehr aus dem Weg und verzichten Sie so oft wie möglich aufs Auto. Bewegen Sie sich besonders häufig in sauerstoffreicher Luft: Günstig sind Spaziergänge oder Wanderungen, Walken oder Joggen im Wald. Ideal ist der Aufenthalt in der freien Natur bei Regen, Schnee, Nebel und Kälte.
Meist reichen schon zweimal täglich drei Minuten Gymnastik aus, um den Muskelstoffwechsel auf Trab zu bringen: Machen Sie Kniebeugen, Sit-ups, Jazzdance, entwe-

der in der Gruppe im Fitnessstudio oder daheim. Entdecken Sie Sportarten wie Schwimmen, Radfahren und Bergwandern, sie sind besonders empfehlenswert. Aber wärmen Sie sich, bevor es losgeht, unbedingt mit leichten Stretching- und Dehnübungen auf; am besten massieren Sie Ihre Knie- und Schultergelenke mit den Händen kurz kräftig durch, bis sie warm sind.

7 Nerven wie ein Nilpferd

In unserem Körper bilden Nerven- und Gehirnzellen einen Kosmos für sich, der mehr oder weniger unabhängig vom Blutkreislauf sein eigenes System der Signalübermittlung entwickelt hat. Während Drüsenhormone wie Cortisol oder Schilddrüsenhormone über die Blutgefäße transportiert werden, kommunizieren Nervenzellen über spezielle Botenstoffe. Dies hat den Vorteil, dass Signale elektronenschnell übermittelt werden, während so ein Wachstumshormonmolekül schon mal satte acht Sekunden braucht, um von der Hirnanhangsdrüse in den großen Zeh zu gelangen.

Nervenzellen sind hoch qualifiziert und brauchen deshalb spezielle Nährstoffe. Ihre Schutzhülle, die so genannte Myelinschicht, ist reich an Cholesterin, dem fetthaltigen B-Vitamin Cholin und mehrfach ungesättigten Fettsäuren. Damit diese Fettstoffe nicht von freien Radikalen angegriffen und zerstört werden, gesellen sich hohe Konzentrationen des Schutzvitamins E dazu. Daraus wird klar, dass Nerven- und Gehirnzellen, denen wir über unsere Nahrung diese Stoffe ausreichend zuführen, sich kräftiger entwickeln. Ein Defizit dieser Schutzstoffe dagegen schwächt die Nerven.

Bei Nilpferden wie auch bei allen anderen Tieren sind die Nervenzellen jederzeit mit Biostoffen bestens versorgt. Ist dies einmal nicht der Fall – etwa nach dem massiven

Stress des Jagens oder Gejagtwerdens –, verkriechen sich Tiere erst einmal, bis sie sich nervlich wieder erholt haben. Bei uns Menschen ist dies meist anders. Den Vormittag über Stress – und am Nachmittag geht es munter weiter. Abends können wir dann nicht abschalten und nehmen Kummer, Konflikte, Sorgen und Probleme mit in den Schlaf, wo sie weiterhin unseren Gehirn- und Nervenzellen Nährstoffe rauben.

Das Wunder unserer Nervenzellen

Diese winzigen Spezialisten steuern sämtliche Lebensvorgänge in unserem Körper. Sie spenden Glück und setzen Muskeln in Bewegung, sie lassen uns Schmerzen empfinden oder mit dem Auge Gegenstände erkennen. Je nach ihrer Aufgabe im Körper sehen die Nervenzellen unterschiedlich aus. Sie verfügen aber alle über eine Art Antennen (die so genannten Dendriten), um Nachrichten zu empfangen, über Verbindungsstränge, die Axone, um Nachrichten weiterzuleiten, und über Nervenenden, über die hinweg sie untereinander kommunizieren.
Die Axone müssen stets gut isoliert sein, denn sie leiten elektrische Ströme. Bei einem gesunden Menschen sind sie deshalb mit bis zu 100 Lagen einer öligen Isolierschicht umpackt. Wenn sich aber ein Mensch nur von Currywurst, Pommes und Limo ernährt, wenig schläft und viel Stress hat, bauen sich diese Schutzschichten ab. Dann liegen die Nerven »bloß«, man ist schnell gereizt, kann Lärm und Unruhe nicht mehr vertragen und fühlt sich überhaupt alles andere als selbstzufrieden. Soja-Lezithin (als Nahrungsergänzung aus dem Reformhaus) ist in diesem Fall ein vorzügliches Mittel. Es ist reich an Cholin und

an Phospholipiden, äußerst feinen Fettstoffen, die für das Nervengerüst unersetzlich sind.
Trifft ein Reiz auf unseren Körper (z. B. ein Geräusch oder eine Berührung), leitet unser Nervensystem diesen vom Eintrittsort (in diesem Fall das Innenohr oder die Haut) blitzschnell in Form eines elektrischen Signals von Nervenzelle zu Nervenzelle weiter bis ins Gehirn. Umgekehrt wird z. B. die Absicht, den Fuß zu heben, auf die gleiche Weise vom Gehirn an die entsprechenden Muskeln transportiert. Diese Signalübermittlung vollzieht sich über ein Netzwerk unzähliger Nervenzellen in rasender Geschwindigkeit, meist innerhalb von Tausendstelsekunden.
Unsere Nervenzellen sind also stets hellwach und leistungsbereit. Dafür können und wollen sie aber immer nur begrenzt belastet werden. Wenn es im Haushalt oder am Arbeitsplatz eine Stunde lang drunter und drübergeht, haben sie all ihre Nährstoffe verbraucht. Dies ist dann die Situation, die wir alle kennen: Man ist »fix und fertig«, muss sich erst mal hinsetzen und ausruhen. Dann erholen sich die Nervenzellen aber sehr schnell und der Alltagsstress bereitet uns möglicherweise sogar wieder Spaß.

Wie Glück entsteht

- In unserem Gehirn gibt es rund 100 Milliarden Nervenzellen. Deren Job ist es unter anderem, uns glücklich zu machen. Bei Tieren in freier Natur äußert sich dieses Glück in Form einer euphorisch-angriffslustigen Stressbewältigung, die für das Überleben und den Konkurrenzkampf unerlässlich ist.

- Auch uns Menschen erleichtert eine glückliche, optimistische Stimmung den Alltagsstress ungemein. Doch Glück bedeutet für uns noch viel mehr: Liebe, Fürsorge für andere Menschen, Begeisterung und Kreativität.
- Damit wir auch immer glücklich sein können, speichern fleißige Neuronen in winzigen Bläschen den psychoaktiven Eiweißbaustein Tyrosin. Dabei sind sie sehr ehrgeizig: Die Bläschen sollen prall gefüllt sein, damit wir bei einem entsprechenden Anlass – einer Liebkosung, dem Anblick einer Blume oder einer freudigen Nachricht – möglichst viel Glück empfinden können.
- Dieses Glück wird in Form von aus Tyrosin synthetisierten Botenstoffen, dem Noradrenalin und dem Dopamin, wie eine süße Flut über ein Netzwerk von Milliarden Nervenzellen gefunkt. Ein weiterer solcher Glücksbote ist das Serotonin, der im Gehirn aus der Aminosäure Tryptophan hergestellt wird.
- Der Rohstoff für unser Glück sind also Eiweißbausteine, die kleinen Aminosäuren. Dabei hilft es nichts, ein extragroßes Schnitzel zu essen, denn Magen und Darm haben eine Menge Arbeit, jeden zähen Bissen Fleisch zu Eiweißbausteinen abzubauen. Darüber hinaus dauert dies auch viel zu lange. Außerdem produzieren viele Menschen zu wenig Eiweiß zersetzende Magensäure oder Verdauungsenzyme der Bauchspeicheldrüse. Die Folge: Statt dass Euphorie-Rohstoff in die Bläschen der Nervenzellen gelangt, fault unverdautes Eiweiß im Darm und wir bekommen davon Durchfall, Darmkollern, Blähungen und Verstopfung. Um froh, heiter und optimistisch zu sein, müssen die kleinen Glücksbläschen immer wieder aufgefüllt werden, damit sie nie leer laufen.
- Pflanzliches Eiweiß ist bis zu 70-mal leichter verdaulich und wird demnach viel schneller zu Glückshormonen umgewandelt als das Eiweiß in Frankfurter Würstchen, Hamburgern, Rindergulasch oder Schweinebraten.
- Bester Verbündeter bei der Produktion von stimmungsaufhellenden Nervenbotenstoffen ist das Vitamin C. Ohne die-

sen vielseitigen Nährstoff kann das Eiweiß nicht zu Glücksstoffen umgewandelt werden. Viele Menschen sind deshalb verzagt, pessimistisch oder gar unglücklich, weil ihnen Vitamin C fehlt. Das im »BioKraft«-Programm obligatorische kleine Obstfrühstück kann da schon helfen. Wenn Sie außerdem vor der Hauptmahlzeit den Saft einer halben Zitrone trinken, regen Sie die Magensäurebildung an und verbessern damit die Eiweißverdauung. Oder Sie nehmen vor dem Essen einen kleinen Salat zu sich, angemacht mit Essig, Zitronensaft und etwas Pflanzenöl. Schon eine Stunde später können Ihre Nervenzellen genügend Eiweißbausteine aus dem Blut saugen, um daraus Glückshormone zu basteln.

Nerven bevorzugen das stille Glück

Jubel, Begeisterung und Enthusiasmus sind für unsere Nervenzellen natürlich auch Stress. Sie verheizen dabei ihre Blutzuckerreserven zu Energie und ihre vorher mit Glückshormonen prall gefüllten Bläschen entleeren sich. Deshalb mögen Nerven- und Gehirnzellen das leise Glück inneren Friedens und der heiteren Harmonie mit der Umwelt. Dabei produzieren sie viel Dopamin, einen ebenfalls stimmungsaufhellenden Eiweißstoff. Er wird in den so genannten synaptischen Spalt der aktiven Zone zwischen den Nervenzellen abgegeben und verweilt dort lange, während die Empfindung guter Laune über das Nerven-Netzwerk weitertransportiert wird.

Dopamin ist der Stoff, der den Alltag schön macht. Der Stoff des Genießens, insbesondere für Menschen, die aus den ungestümen Jugendjahren schon ein wenig heraus sind. Die Natur hat es nämlich so eingerichtet, dass Dopamin auch zu Noradrenalin abgebaut werden kann, dem Stoff euphorischer Leidenschaft, der im Tierreich schon seit vielen Millionen Jahren die Fortpflanzung garantiert. Noradrenalin wird für den Konkurrenzkampf der Tiere gebraucht, z. B. wenn es darum geht, Ausstrahlung zu entwickeln, die Blicke auf sich zu ziehen. Auch Kreativität ist auf die Ausschüttung von Noradrenalin angewiesen.

Je leidenschaftlicher das Glück, desto schneller ist es verbraucht. Die Nervenzellen benötigen dann wieder Zeit, um Eiweißrohstoffe aus dem Blut aufzunehmen und neue Glücksboten herzustellen. Der Zellstoffwechsel eines Nilpferds weiß dies ganz genau. Wenn so ein tonnenschwerer Bulle mal im Fluss gegen einen Kontrahenten gekämpft und sein Terrain verteidigt hat, sind seine Botenstoff-Reserven ziemlich aufgebraucht. Dann braucht er wieder seinen friedlichen Alltag inmitten der Herde, um seine Nervenzellen zu beruhigen und aufzupäppeln, neuen Blutzucker und Aminosäuren zu tanken.

Bei uns Menschen ist dies nicht anders. Vergnügen und Jubel währen immer nur kurz. Man kann auch nicht stundenlang über einen Witz lachen. Wer aber gar nicht darauf achtet, seine Gehirn- und Nervenzellen zu füttern, verzichtet auf viel Spaß im Leben.

Das Programm

Dreierlei Nervennahrung

Sorgen Sie vor allem stets für einen ausreichenden Blutzuckerspiegel als unversiegbare Rohstoffquelle für nervliche Energie. Das beginnt am besten morgens mit einem bunten Obstfrühstück aus klein geschnittenen Früchten,

Banane, einem Teelöffel Nussmischung oder Studentenfutter, etwas Sahne etc.
Das zweite und eigentliche Frühstück darf eiweißreich sein, denn aus den enthaltenen Proteinen macht unser Stoffwechsel zum Teil ebenfalls Blutzucker. Wählen Sie mageres Fleisch, Fisch, Ziegen- oder Schafskäse, Magerquark, Eier. Dazu gibt es natürlich Brot oder Brötchen, aber aus Vollkorn-, nicht aus Weißmehl, denn darin finden unsere Gehirn- und Nervenzellen kein dauerhaftes Glukosefutter, das sie zu Energie verheizen können.
Gehirn und Nerven brauchen Fett, aber nicht die gesättigten Fettsäuren oder Triglyzeride in Fleisch, Wurst usw., sondern die hochwertigen ungesättigten in Fisch, fettreichen Pflanzen und in Pflanzenölen. Ideal sind Kaltwasserfisch, Avocado, Oliven, Hülsenfrüchte, Nüsse. Diese Fettsäuren wirken beruhigend auf die Nerven und schützen sie. Als Nahrungsergänzung empfiehlt sich Soja-Lezithin aus dem Reformhaus.
Der dritte Nahrungsrohstoff, den sich Gehirn und Nerven wünschen, um uns mit Freude und guter Laune zu verwöhnen, ist Eiweiß. Dabei gilt: Eiweiß ist in unserer täglichen Nahrung ausreichend vorhanden. Viel wichtiger ist die Eiweißverdauung und -verwertung. Damit die optimal funktioniert, nehmen Sie am besten vor der Hauptmahlzeit einen so genannten Säurelocker zu sich: etwas Zitronensaft oder Essig, z. B. im Salatdressing. Dann produziert unsere Magenschleimhaut mehr Säure und Eiweiß wird besser vorverdaut. Denken Sie außerdem immer daran: Pflanzliches Eiweiß ist wesentlich besser verwertbar als tierisches. Gemüse, Tofuprodukte und vor allem Hülsenfrüchte und Pilze sind großzügige Proteinspender für unsere Gehirn- und Nervenzellen.

KAPITEL 4:

Die Geheimnisse unseres Körpers

- Hormone und Enzyme regeln unseren Stoffwechsel
- Nährstoffe gelangen über das Blut in die Zellen
- Gesunde Ernährung und Vitamin C halten die Gelenke geschmeidig
- Die Haut ist unser größtes Organ
- Blutgefäße reagieren sensibel auf Stress
- Die Leber entgiftet den Körper
- Zu wenig Magensäure hemmt die Eiweiß-verdauung
- Muskeln mögen vor allem pflanzliches Eiweiß
- Ausreichendes Trinken schützt die Nieren
- Das Skelett befindet sich permanent im Umbau

Besonders viel über unser kostbares Innenleben erfahren wir ja nicht, wenn wir morgens oder abends vorm Badezimmerspiegel stehen. Eigentlich schade, denn wenn unsere Organe, unser Kreislauf, unsere Haut oder unsere Nerven reden könnten, würden sie sich vielleicht bitter darüber beklagen, wie sehr wir sie oft im Stich lassen – ohne Immunschutz, nicht selten überstrapaziert, Tag für Tag abgespeist mit gerade mal ein paar Almosen an Vitaminen, Spurenelementen, ungesättigten Fettsäuren oder anderen Nährstoffen.

1 Die Bauchspeicheldrüse: Immer still und bescheiden

Die Bauchspeicheldrüse, medizinisch Pankreas genannt, verrichtet unauffällig und emsig ihre Pflicht, ohne sich jemals zu beschweren, ohne zu schmerzen, wenn es ihr mal nicht so gut geht. In der nur etwa 70 bis 80 Gramm schweren Drüse werden wichtige Enzyme und Hormone hergestellt, die für unsere Gesundheit von größter Bedeutung sind. Für die Verdauung produziert sie eine Reihe von Enzymen: so genannte Proteasen für die Eiweißverwertung, Lipasen zur Fettverdauung, Amylase für die endgültige Zersetzung von Kohlenhydraten und Nukleasen für die Zerkleinerung von Nukleinsäuren, aus denen die Chromosomen in unseren Zellkernen zusammengesetzt sind. Je mehr solcher Enzym-Heinzelmännchen das Pankreas bereitstellen kann, desto besser wird unsere Nahrung verdaut. Die Folge: Der Stoffwechsel

wird mächtig angekurbelt und die Fettschmelze läuft viel besser.
Nicht minder wichtig ist die Herstellung der beiden Hormone Insulin und Glukagon. Wenn wir Kohlenhydratreiches essen, zerlegen Enzyme dies erst einmal in dessen kleinste Bausteinchen, die Glukosemoleküle. Diese gelangen ins Blut und werden mit Hilfe von Insulin in die Körperzellen eingeschleust. Das Hormon Insulin spielt demnach für unseren Blutzuckerspiegel eine bedeutende Rolle.

Wenn die Alarmglocken schrillen

Unsere Gehirn- und Nervenzellen akzeptieren ausschließlich Glukose als Energienahrung – im Gegensatz zu allen anderen Körperzellen, die auch Fett als Brennstoff verwenden. Ist der Blutzuckerspiegel zu niedrig, werden unsere Nerven und unser Gehirn nicht mit ausreichend Energiebrennstoff versorgt und wir werden müde, lustlos, eventuell depressiv oder gereizt. Frauen, die generell geringere Glukosereserven haben als Männer, greifen dann oft instinktiv zu Süßem. Die darin enthaltene schnell lösliche Glukose treibt den Blutzuckerspiegel rasch nach oben – und Nerven- und Gehirnzellen sind spontan besser versorgt.
Gleichzeitig pumpt freilich die Bauchspeicheldrüse Insulin ins Blut, damit die Glukosemoleküle ihren Weg in die Zellen finden, wo sie gebraucht werden. Als Folge davon sinkt der Blutzuckerspiegel wieder. Fällt er unter einen bestimmten Wert, bekommen Nerven und Gehirn erneut zu wenig Energie. In dieser Situation schüttet das Pankreas sein zweites Hormon aus: den Gegenspieler des

Insulins, das Glukagon. Dieses Hormon öffnet so genannte Glykogenspeicher, Glukosedepots in Leber, Blut und Muskeln. Der Blutzuckerspiegel steigt wieder an.
Wenn nun ein Mensch viel Süßes isst, zuckerhaltige Getränke konsumiert oder sich auch überwiegend von hellen Teigwaren, poliertem Reis oder Weißmehlprodukten ernährt (die allesamt schnell lösliche Glukose enthalten), schrillen in der armen Bauchspeicheldrüse ständig die Alarmglocken. Erst muss massenweise Insulin produziert werden und gleich darauf schon wieder Glukagon. Dies geht oft unablässig hin und her – bis sich die Drüse eines Tages erschöpft.
Sie stellt dann nicht mehr ausreichend Verdauungsenzyme her und in der Folge wird die Nährstoffverwertung immer schlechter. Unter Dauerbelastung kann sich das Pankreas auch entzünden. Eine unzureichend funktionierende Bauchspeicheldrüse und ein entgleistes Blutzuckersystem zählen zu den Hauptursachen von Übergewicht und Fettleibigkeit.

2 Das Blut: Spedition für Biostoffe

Wenn es das Blut nicht gäbe, könnten Nährstoffe gar nicht zu unseren 70 Billionen Körperzellen transportiert werden. Das Blut besteht etwa zur Hälfte aus dem wässrigen, gelblichen Plasma. Die andere Hälfte setzt sich aus Blutkörperchen und Blutplättchen zusammen, die für die Blutgerinnung wichtig sind.

Unglaublich, was da so alles im Blut schwimmt und mitgetragen wird, insgesamt rund 300 verschiedene Substanzen. Neben den roten und weißen Blutkörperchen sind das Transportproteine, Enzyme, Hormone, Vitamine, Spurenelemente und Fettstoffe (die sind meist in Eiweißsubstanzen verpackt), Mineralien, Glukose (die kleinste Einheit der Kohlenhydrate) und Aminosäuren, die kleinsten Eiweißbausteine.

Besonders wichtig sind die Blutkörperchen. Ein gesunder Erwachsener produziert täglich allein rund 150 Milliarden weiße Blutkörperchen, zum Schutz gegen Infektionen und andere Gefahren. Im Knochenmark steckt noch mal eine Reserve von rund 15 Milliarden so genannter Neutrophilen, Leukozyten und anderen weißen Blutkörperchen. Bei einer ernsthaften Viruserkrankung rekrutiert unser Organismus innerhalb einer Stunde zusätzlich bis zu drei Billionen solcher Blutzellen, die Polizisten unseres Immunsystems.

Auch die roten Blutkörperchen, die so genannten

Erythrozyten, sind nicht gerade selten, in einem Kubikmillimeter Blut stecken rund fünf Millionen von ihnen. Sie transportieren den lebenswichtigen Sauerstoff zu den Zellen. Jeder einzelne Erythrozyt kann 250 Millionen Blutfarbstoffmoleküle, das so genannte Hämoglobin, tragen, winzige Rucksäckchen voller Sauerstoff. Je mehr rote Blutkörperchen wir zur Verfügung haben, desto mehr Sauerstoff kann zu den Zellen gebracht werden – und desto wirkungsvoller funktioniert unser Stoffwechsel.
Die Zusammensetzung aller Blutstoffe ändert sich von Stunde zu Stunde, von Minute zu Minute, ja sogar innerhalb einer Sekunde, je nachdem, was wir gegessen oder getrunken haben, wie sehr wir unter Stress stehen oder unter dem Einfluss anderer Faktoren, wie z. B. Krankheiten.
Am schnellsten fließt unser Blut in den dicken Schlagadern: mit einer Geschwindigkeit von etwa zwei Metern pro Minute. Je feiner sich die Gefäße in ihrem labyrinthischen Netz verzweigen, desto langsamer fließt in ihnen das Blut. In den allerfeinsten Kapillaren kommt es nahezu zum Stillstand. Dies muss auch so sein, denn genau hier, ganz nah bei den Körperzellen, werden ja die Nährstoffe abgeladen. Kapillaren können so dünn sein, dass sich gerade noch ein rotes Blutkörperchen hindurchquetschen kann.
In unserem Blut schwimmen nicht nur gesunde Substanzen, sondern auch jede Menge Feinde, wie Bakterien oder freie Radikale. Die werden freilich – solange wir gesund sind – durch Immunsubstanzen in Schach gehalten. Das Blutbild, eine im Labor gewonnene Analyse aller oder vieler Blutstoffe, gibt also ziemlich gut Aufschluss über unseren Gesundheitszustand.

3 Die Gelenke: Garanten für Beweglichkeit

Diese kleinen Meisterwerke aus der Werkstatt der Natur wirken ähnlich wie Scharniere – sie sind die flexiblen Bindeglieder zwischen den unbeweglich harten Knochen. Gelenke bestehen aus kräftigen, elastischen Bändern aus Bindegewebe. Recht empfindlich sind die innen liegenden Gelenkhöhlen, die eigentlichen Bindestellen der Knochen. Sie sind durch weiche Knorpel gepolstert und außerdem zusätzlich mit so genannter Synovial-Flüssigkeit gefüllt, einem geleeartigen Schmiermittel. Diese stabile Gesamtkonstruktion wirkt wie ein Stoßdämpfer und sorgt dafür, dass Knochen nicht aneinander reiben und dadurch Schmerzen verursachen.

Ganz wichtig für die Gelenkschmiere, die Synovial-Flüssigkeit, sind die so genannten Proteoglykane, die – ähnlich einem Schwamm – Wasser und Mineralsalze aufsaugen können. Diese Substanzen sind aber auch sehr empfindlich, z. B. werden sie von freien Radikalen angegriffen, wenn sie nicht durch entsprechende Immunstoffe geschützt sind. Gerade die Gelenke wollen deshalb gesund ernährt werden, und zwar nicht einmal pro Woche, sondern täglich.

Wenn Gelenke unterkühlt sind und gleichzeitig belastet werden, verbraucht ihr Stoffwechsel besonders große Mengen solcher Immunschutzstoffe, insbesondere viel Vitamin C. Ohne diesen Schutz trocknen bzw. dünnen die Proteoglykane aus und das betroffene Gelenk verliert seine Beweglichkeit. Als Folge davon schwillt die so genannte Synovial-Membran, die Haut, die die Gelenkkapsel umschließt, an und Gelenkflüssigkeit tritt aus. Der Gelenkknorpel wird geschwächt, es kommt zu Entzündungen und Schmerzen, weil nun Knorpelenden gegeneinander stoßen und reiben.

Abgesehen von Unfall- oder Verletzungsfolgen entstehen Gelenkprobleme stets durch Fehlernährung und Nährstoffmangel. Oft sind Gelenke über Jahre hinweg unterernährt, ehe sich Symptome einstellen. In einem Versuch der Selbstheilung schickt der Körper ständig Immunsubstanzen wie Prostaglandine, Leukotriene oder weiße Blutkörperchen in das angeschlagene Gelenk und löst dadurch eine Entzündung aus.

Hält die Entzündung länger an, entgleist der zunächst sinnvolle Selbstheilungs-Mechanismus und es entwickelt sich eine Autoimmunerkrankung, d. h. eine Dauerentzündung, die durch das körpereigene Immunsystem wieder und wieder geschürt wird und nur schwer zu stoppen ist. Fieber verursachende Pyrogene und auftretende so genannte Zellmediatoren, wie z. B. Cytokine, verschlimmern die Symptome. Gewebshormone stimulieren den Abbau von Knorpel- und auch von Muskelmasse – die Arthritis (eine Gelenkentzündung) oder eine Arthrose (eine degenerative Gelenkerkrankung) sind da. Hilfe bringen warme Wäsche und Gelenkwärmer. Unterkühlte Gelenke sollten (z. B. nach dem morgendlichen Aufstehen) nicht gleich kräftig belastet werden.

4 Die Haut: Ein reiches Innenleben

Rund zweieinhalb Quadratmeter Haut umgeben einen erwachsenen Menschen. Dieses Organ (Wissenschaftler bezeichnen es als solches) schützt uns vor bösen Einflüssen der Außenwelt, die uns oft gar nicht wohlgesinnt ist. Nicht nur Bakterien, Pilze, Viren, Parasiten und andere Mikroben versuchen in uns einzudringen, auch andere Gefahren drohen von außen: Stöße, Verletzungen, Hitze, Frost, Sonnenstrahlen und vieles mehr.

Dabei ist die Haut keineswegs eine einfache Schutzschicht um unseren Körper. Sie besteht ihrerseits aus drei Schichten mit einem enorm reichen Innenleben und macht insgesamt etwa 15 Prozent unseres Körpergewichts aus. Die äußere Epidermis oder Oberhaut enthält keine Blutgefäße, ist deshalb hornig. Die darunter liegende Lederhaut (Dermis) ist dick mit Bindegewebe gepolstert, darunter liegt die fettreiche Unterhaut (Subkutis).

Ein kleiner Fleck Gesichtshaut, nicht größer als ein Daumennagel, enthält Tausende von Pigmentzellen (für die Hautbräunung), einen Meter Blutgefäße, 120 Schweißdrüsen, fünf Meter Nervenfasern, etwa 30 Nervenenden (für Tast- und Schmerzempfinden), zwei Meter Lymphgefäße sowie mehrere Haarfollikel. Je nach Temperatur schwitzt die Haut täglich bis zu zwei oder mehr Liter an Flüssigkeit aus (z. B. zum Temperaturausgleich), sie ist also ein bedeutender Regulator für unseren Körper.

Seifen sollten hautneutral sein

Viele Menschen glauben, ihrer Haut einen Gefallen zu tun, wenn sie sie möglichst oft reinigen oder gar schrubben. Manche sind sogar richtig stolz, wenn der alkoholgetränkte Wattebausch nach der Reinigung ganz verschmutzt ist. Was sie nicht wissen: Die Haut leidet entsetzlich unter einer solchen Prozedur. Sie stellt selbst einen sehr empfindlichen säurehaltigen Schutzfilm gegen Bakterien und andere Krankheitserreger her – mit bis zu 700 000 »guten« Mikroben pro Quadratzentimeter Haut! Die kämpfen unermüdlich gegen Angreifer von außen. Diese sehr feine Schutzschicht darf nicht durch hautfeindliche Seifen, Cremes, Lotionen oder andere Mittel zerstört werden. Kaufen Sie sich daher am besten eine hautneutrale Seife in der Apotheke.

Damit die Haut jung und schön bleibt, braucht sie eine reiche Nährstoffzufuhr aus dem inneren Stoffwechsel sowie eine gesunde Blutzirkulation, damit Vitamine, Mineralstoffe, Eiweißbausteine und andere Nährsubstanzen auch in ihr Gewebe hineingetragen werden. Auch die Sonne oder das helle Tageslicht sind wichtig für die Gesundheit unserer Haut.

5 Der Kreislauf: Immer im Dienst

Der Kreislauf spielt für unsere Fitness natürlich eine Sonderrolle. Denn je besser er funktioniert, desto mehr wird der Stoffwechsel angekurbelt und desto mehr Fett wird im Bauch- und Hüftbereich abgeschmolzen. Kaum zu glauben, aber wahr: In jedem Menschen stecken rund 100 000 Kilometer Blutgefäße. Die sind auch notwendig, weil schließlich rund 70 Billionen Körperzellen Tag und Nacht Hunger auf Nährstoffe haben und versorgt sein wollen.

Die Arterien sind diejenigen Adern, die das sauerstoffreiche Blut zu den Zellen tragen. Sie sind von Bindegewebe und Muskeln umpackt. Dies befähigt sie, zu dilatieren (sich zu erweitern) oder zu kontrahieren (sich zu verengen), um den Blutfluss den jeweiligen Gegebenheiten anzupassen. Bei Stress verengen sie sich, bei Entspannung erweitern sie sich.

Hormone und andere Faktoren stimulieren diese gegensätzlichen Impulse. In den Gefäßwänden sitzen so genannte Barorezeptoren, die auf allerfeinste Veränderungen des Luftdrucks reagieren. Naht z. B. eine Schlechtwetterfront, sorgen die Barorezeptoren bereits sehr früh dafür, dass sich die Gefäße geringfügig erweitern. Ist Regen im Anzug, bereitet die Natur nämlich alle Menschen, Tiere und Pflanzen darauf vor, ihre Zellen mit mehr Nährstoffen zu versorgen.

Ein Beispiel: Pflanzen saugen mineralisiertes Wasser in ihr Gefäßsystem, um sich mit Nährstoffen zu versorgen. Für sie sind Regenwetter und Tiefdruck die Zeit für Entspannung und Erholung, schönes Wetter und Hochdruck dagegen die Zeit für Stress und Aktivitäten. Danach sollten auch wir Menschen uns nach Möglichkeit ausrichten. Bei nahendem Hochdruck verengen sich unsere Gefäße, der Blutdruck steigt geringfügig an und wir sind für Stresssituationen besser gerüstet.

Unsere Venen sind besonders empfindlich

Im Gegensatz zu den Arterien sind unsere Venen weich und verletzlich. Dies ist wichtig, denn sie dienen als Blutreservoir – für den Fall einer Verletzung oder auch in einer Schwangerschaft, wenn das heranwachsende Baby ebenfalls mit viel Blut versorgt werden muss. Krankhaft schwache Venen können sich ballonartig aufpumpen und bis zu einem Liter Extrablut speichern, das dann am allgemeinen Blutkreislauf nicht mehr teilhaben kann. Deshalb ist es sehr wichtig, dass wir mehr Verständnis für unsere Venen aufbringen und ihnen vorbeugend helfen – z. B. durch gesunde Ernährung und viel Bewegung.

6 Die Leber: Eine Chemiefabrik im Kleinen

Die Leber wiegt zwischen einem und anderthalb Kilo und ist damit unser größtes inneres Organ. Wie viele chemischen Reaktionen pro Stunde in ihr ablaufen (z. B. beim Speichern von Nährstoffen oder der Herstellung von Enzymen), hat natürlich noch niemand nachgezählt. Es sind aber viele Milliarden. Ähnlich wie das Herz bleibt die Leber Tag und Nacht unermüdlich fleißig, stets im Dienste unserer Gesundheit.
Dabei sind die tüchtigen kleinen Hepatozyten, die Leberzellen, sehr empfindlich. Sie opfern sich regelrecht auf und werden dann erneuert. Sie nehmen Giftstoffe auf und speichern sie oder scheiden sie aus, um den Stoffwechsel zu entlasten. Wenn wir zu fett (oder zu süß) essen, speichern sie unablässig Fett, bis sie selbst aufquellen und am Ende fast nur noch aus Fett bestehen. Ärzte sprechen dann von einer Fettleber.

Lieber weniger Süßes und Fettes

Nicht anders als der Darm wünscht sich unsere Leber gesunde, naturbelassene Kost. Denn auf deren Verwertung ist sie genetisch eingerichtet – seit den Urzeiten menschlicher Existenz vor vielen zigtausend Jahren. Nikotin, Kaffee, Alkohol, Medikamente sind dementsprechend die Feinde unserer Leber.

Weil die Leber das Blut entgiftet, nimmt sie ständig ein enormes Blutvolumen auf. 30 Prozent davon strömen, aus den Arterien kommend, durch die Leber – also frisches, sauerstoffreiches Blut. Der Rest stammt aus den Venen, die das verbrauchte, belastete Blut durch das Lebergewebe schleusen, damit es von allen giftigen, schädlichen Substanzen reingewaschen wird.

Die Leber ist außerdem ein »hochintelligentes« Speicherorgan, das die Konzentration von Nährstoffen im Blut kontrolliert und Defizite z. B. an Glukose, Vitaminen, Spurenelementen usw. ausgleicht.

Wenn wir viel Fettes und Süßes essen, ist unsere Leber nicht sehr glücklich. Sie muss dann nämlich aus dem Überangebot Triglyzeride herstellen, Fettmoleküle, die anschließend in unseren Speckpolstern ihre neue Heimat finden. Diese Zusatzaufgabe belastet das fleißige Organ, sodass sich die Leberzellen nicht mehr richtig regenerieren können.

7 Der Magen: Unsere sensible Einlasspforte

Der Magen hat es wahrlich nicht leicht. Einerseits muss er dicke Nahrungsbrocken verdauen bzw. vorverdauen. Andererseits soll er – mit Hilfe von Magensäure – Millionen und Abermillionen von Bakterien, Pilzen und anderen feindseligen Mikroben abtöten, von denen es in unserer Außenwelt (und deshalb auch in der Nahrung) nur so wimmelt.

Nahrung zu zersetzen ist Schwerstarbeit. Wir können ein Stück Schweineschnitzel stundenlang kochen, grillen, braten oder sonst wie verarbeiten und trotzdem bleiben die in ihm enthaltenen Eiweißbausteine, die Aminosäuren, fest miteinander verkettet. So genannte Belegzellen in der Magenschleimhaut produzieren deshalb Salzsäure (chemisch HCl, Wasserstoffchlorid) und geben sie an den Magensaft ab, der dadurch saurer wird – Voraussetzung für die Vorverdauung von Eiweiß.

Kohlenhydrate brauchen für ihre Verdauung hingegen ein weniger saures Milieu. Sie werden deshalb vorwiegend im oberen Teil des Magens verarbeitet, denn im unteren Bereich (wo die Eiweißverdauung einsetzt) wird der Magensaft dann saurer und saurer.

Die Magensäure eines gesunden Menschen ist so ätzend, dass sie Löcher in einen Teppich brennen würde. Die empfindlichen Magenschleimhäute schützen sich deshalb durch eine alkalische, d. h. basische Schleimschicht, die die Säure neutralisiert. So kommt die Magensäure dann gar nicht mit der Magenwand in Berührung. Wenn sich ein Mensch aber ungesund ernährt, wird die schützende Schleimschicht dünner und dünner – bis schließlich Magensäure die eigenen Magenwände angreift. Dann ist der Weg zu einem Magengeschwür nicht mehr weit.

Die Magensäure locken

Magensäure ist auch wichtig für die Bioverwertbarkeit von Kalzium und von Eisen. Die meisten Menschen produzieren etwa ab dem 35. Lebensjahr immer weniger Magensäure, sie leiden dann nicht nur unter Eiweiß-, sondern auch unter Eisen- und Kalziummangel. Ohne Magensäure kann Eiweiß nicht richtig in Aminosäuren zerlegt werden. Aber nur mit diesen kleinsten Eiweißbausteinen kann unser Stoffwechsel etwas anfangen, sie sind außerdem Transportmittel für die meisten Spurenelemente wie Zink, Eisen, Kupfer, Jod, Chrom, Mangan, Selen usw. Fehlende Magensäure führt daher auch zu einem Mangel an Spurenelementen, was Befindlichkeitsstörungen oder gar Krankheiten auslösen kann.

Die Menschen in südlichen, sonnigen Ländern träufeln seit Jahrtausenden traditionell Zitronensaft auf ihren Fisch. Nicht weil der Fisch dann besser schmeckt, sondern weil das in ihm enthaltene Eiweiß besser verwertet wird. So kamen und kommen die Menschen mit kleineren Mahlzeiten aus. Wir sollten daraus lernen und, um die Magensäure zu locken, vor jeder eiweißreichen Mahlzeit etwas Zitronensaft oder einen Esslöffel Apfelessig, mit etwas Wasser verdünnt, trinken.

8 Die Muskeln: Unsere Fit- und Schlankmacher

Wir verdanken es unter anderem der Hilfe unserer Muskulatur, wenn wir schnell unsere Extrapfunde loswerden. Jeder von uns ist stolzer Besitzer von rund 250 verschiedenen Muskeln. Manche können wir willentlich bewegen, wie die Muskeln unserer Arme, Hände oder Beine. Auf andere wiederum haben wir keinen Einfluss, z. B. auf den Herzmuskel oder die feinen Muskeln, die unsere Gefäße verengen oder erweitern. Wenn wir körperlich gut drauf sind, tragen die Muskeln rund 30 Prozent zu unserem Körpergewicht bei. Je mehr wir uns aktiv bewegen, desto mehr Muskelfasern bauen wir auf. Muskelzellen binden dann viel Glukose und jedes dieser kleinen Kohlenhydratteilchen bindet wiederum drei Moleküle Wasser. In gesunden Muskeln steckt also stets viel polsterndes Wasser. Schwere Hanteln heben zählt nicht zu der Art Training, die unsere Muskeln besonders schätzen. Dabei werden bestimmte Muskelpartien übertrainiert, andere dagegen vernachlässigt. Hilfreich ist jedoch, sich beim Joggen oder bei der Gymnastik kleine Gewichte um Handgelenke oder Fußknöchel zu schnallen. Schon eine Drei-Minuten-Übung kann dann das so genannte Dystrophin-Gen, das unsere Muskeln wachsen lässt, erheblich stimulieren.

Je nach Training werden unterschiedliche Muskeln gekräftigt. Marathonläufer oder Langstreckenschwimmer entwickeln mehr rote, ausdauernde, Sprinter oder Gewichtheber mehr weiße, kurzfristig belastbare Muskelfasern. Jegliches Trainieren ist aber zwecklos, solange wir uns schlecht ernähren. Ebenso wie das Bindegewebe sind nämlich auch die Muskeln ein Eiweißreservoir. Wenn dem Stoffwechsel Aminosäuren fehlen, holt er sie sich unbarmherzig unter anderem aus den Muskeln. Da kann es passieren, dass die Muskulatur trotz schweißtreibender Übungen immer schlapper wird.

Pflanzeneiweiß macht schneller stark

Gerade die Muskelzellen legen Wert auf gesunde Ernährung. Es wäre jedoch Unsinn, deshalb ab jetzt täglich ein Riesenschnitzel zu verzehren. Gemüse enthält allemal genügend Protein für einen Durchschnittssportler, das darüber hinaus außerdem besser verwertbar ist und rascher in den Proteinstoffwechsel gelangt.
Zusätzlich brauchen die Muskeln reichlich Sauerstoff, weil ihre Zellen viele Mitochondrien enthalten, die kleinen Kraftwerke, in denen Fett und Glukose zu Körperenergie verbrannt werden. Eine kraftvoll-gesunde Muskelzelle enthält bis zu 1000 solcher Mini-Brennkammern. Werden Muskeln nicht beansprucht, sinkt die Anzahl der Mitochondrien und wir werden schnell müde, matt, träge und dick.
Wer eine gute Figur mit sportlichen Muskeln haben möchte, sollte einmal am Tag trainieren, die Muskeln dabei jedoch möglichst nur bis zu 70 Prozent ihrer Leistungsfähigkeit belasten. Dies reicht vollkommen aus – es sei denn, man geht auf Weltrekordjagd. Um ein Kilo neue Muskelmasse aufzubauen, braucht man 6000 Extrakalorien. Was schließt der kluge Mensch daraus? Jawohl – Abmagerungskuren und Muskeltraining vertragen sich nicht.

9 Die Nieren: Wächter über unsere Gesundheit

Es ist schon bewundernswert, wie sinnvoll die Natur uns Menschen gestaltet hat. Gewissermaßen als letzte Kontrollstation des Körpers filtern die zwei Millionen mikroskopisch kleinen so genannten Nephronen der Nieren das Blut und prüfen es sehr sorgfältig auf seine Bestandteile. Was verwendbar ist oder gar gebraucht wird, wird ans Blut und damit an den Kreislauf zurückgegeben. Überschüsse z. B. an Vitaminen, Mineralien oder anderen Nährstoffen sowie Gifte, Schadstoffe und sonstiger Stoffwechselmüll werden ausgemustert und mit dem Harn aus dem Körper geschwemmt. Ähnlich wie die Leber tragen unsere nur rund 160 Gramm leichten Nieren dazu bei, die Konzentrationen lebenswichtiger Biostoffe in unserem Blut möglichst konstant zu halten.

Aber unsere Nieren produzieren den Urin nicht nur, um Überflüssiges oder Schädliches loszuwerden, sie versetzen ihn darüber hinaus mit Säure, die Bakterien, Pilze und andere krankheitserregende Mikroorganismen abtötet. Ansonsten würden diese nämlich die sensiblen Blasenwände besiedeln, sich in Kolonien ausbreiten und früher oder später Beschwerden und Krankheiten auslösen.

Des Weiteren regulieren unsere Nieren das Säure-Basen-Gleichgewicht des Bluts – eine außerordentlich wichtige Aufgabe, denn der so genannte pH-Wert des Blutes darf sich nur innerhalb eines sehr eng begrenzten Referenzbereichs bewegen. Darüber hinaus sorgen sie dafür, dass unser Wasserhaushalt nicht durcheinander gerät, und sie produzieren spezielle Hormone, die für den Kalzium-Stoffwechsel, die Synthese roter Blutkörperchen und für andere Funktionen benötigt werden.

Viel trinken – den Nieren zuliebe

Auch die Nieren leiden unter Fehlernährung. Was sie gar nicht mögen und was ihnen schadet, ist eine zu eiweißreiche Kost. Wer viel Fleisch oder Wurst isst, reichert sein Blut mit dem Abfallstoff Harnsäure an, der die winzigen Nierenfilterchen verstopfen und dementsprechend die Nierenleistung reduzieren kann. Die stickstoffhaltige Harnsäure kristallisiert zu langen Prismen, die unterm Mikroskop zwar wunderhübsch anzuschauen sind, sich aber auch in Gelenken ablagern, Arthrosen begünstigen oder zu der sehr schmerzhaften Gicht führen.
Die Nieren lieben ihre Arbeit, sie sind geradezu süchtig danach, das Blut nach Schad- oder Nutzstoffen zu durchsuchen. Dafür sind sie auf einen ausreichenden Blutfluss angewiesen. Daher sollten wir viel trinken. Dies gilt insbesondere für ältere Menschen, deren Nieren möglicherweise schrumpfen und an Funktionsfähigkeit verlieren. In diesem Fall sollten Sie auch auf salzreiche Kost verzichten, denn diese bindet Wasser im Körper.

10 Die Knochen: Ständig im Umbau

Außen sind unsere Knochen ganz hart, innen jedoch liegt das weiche, schwammartige Knochenmark. Eigentlich sind unsere Knochen sehr anspruchslos, sie erwarten nicht viel mehr als ausreichend Nährstoffe und ständiges Training durch Belastung.

Dann funktioniert der Nährstoffaufbau unseres Skeletts prächtig: Osteoblasten genannte Zellen bauen neue Knochenmasse, die Osteozyten bauen diesen »Kalzium-Beton« in bereits bestehende Knochen ein und Osteoklasten bauen verbrauchte Knochenmasse wieder ab – ein wichtiger Vorgang, denn Knochen müssen und wollen sich ständig erneuern. Je nachdem, was wir essen und wie sehr wir unser Skelett belasten, verändert sich die Festigkeit unserer Knochen von Minute zu Minute.

Knochen haben den höchsten Kalziumumsatz im ganzen Körper. Zusätzlich brauchen sie noch die Bauelemente Phosphor und Magnesium – dies alles jedoch in exakt dem gesunden Verhältnis, wie es in naturbelassenen Lebensmitteln vorkommt, z. B. in Käse oder auch in Kohlrabi, Sellerie und anderen festen Gemüsearten, die übrigens erstaunlich kalziumreich sind.

Kalziumtabletten hingegen mögen unsere Knochen überhaupt nicht. Die verändern nämlich das physiologisch gesunde Mengenverhältnis zwischen den drei Mineralien. Wer Kalziumtabletten schluckt, in der Hoffnung, seine Knochen zu stärken, erreicht möglicherweise genau das Gegenteil: Die Phosphoraufnahme aus dem Darm ins Blut kann dadurch von normalen 70 Prozent auf bis zu

30 Prozent absinken. Die Folge: Es gelangt über den Stoffwechsel nicht genügend lebensnotwendiges Phosphor in die Knochen und schwächt sie.

Öfter mal an die Sonne – den Knochen zuliebe

Aber auch der Verzehr von Lebensmitteln, die reich an Phosphaten (Phosphorsalzen) sind, ist schädlich. Pizza, Wurst, Hamburger, Cola oder Limo alarmieren Drüsen, die daraufhin viel Parathormon produzieren. Dieses Hormon stiehlt nun den Knochen das wichtige Kalzium, um das gesunde Kalzium-Phosphor-Verhältnis wieder herzustellen.

Unsere Knochen lieben die Sonne, diesen Licht und Leben spendenden Feuerball am Himmel, der für unsere Fitness so eine bedeutende Rolle spielt. Die Sonne schickt nämlich Photonen (Lichtteilchen) auf unsere Haut, die wiederum in cholesterinhaltigen Hautzellen die Produktion des Hormonvitamins D stimulieren. Das kurbelt den Kalziumstoffwechsel an. Bestes Knochenfutter ist deshalb auch Vitamin-D-reicher Lebertran – oder überhaupt Kaltwasserfisch wie Makrelen, Heilbutt, Kabeljau, Lachs, Dorsch usw.

Sehr wichtig ist es, die Knochen täglich zu belasten. Dies gilt insbesondere für Frauen nach der Menopause, die sonst jährlich bis zu anderthalb Prozent ihrer Knochenmasse verlieren können. In US-Studien wurde nachgewiesen, dass Frauen, die bis in ihr 80. Lebensjahr Tennis spielen, dasselbe kräftige, unverbrauchte Skelett haben wie junge Frauen. Ein exzellentes Knochentraining, das jederzeit und kostenlos möglich ist, ist übrigens – das Treppensteigen.

KAPITEL 5:

Naturbelassene Lebensmittel

- Auf die ausgewogene Mischung von Biostoffen kommt es an
- Naturbelassene Nahrung enthält oft viel Wasser – gut für Zellen
- Mageres Fleisch und Fisch bevorzugen
- Wenn der kleine Hunger kommt: Obst, Nüsse und Kerne

Damit sich unsere 70 Billionen Körperzellen auch jeden Tag auf das Frühstück, das Mittag- und Abendessen sowie auf kleine Snacks freuen können, brauchen sie eine gesunde Mischung aus Biostoffen in Form von:

- Kohlenhydraten zum Sattwerden,
- Eiweiß für den Gewebestoffwechsel,
- Vitaminen und Mineralstoffen, die den Zellstoffwechsel erst richtig in Schwung bringen.

Dabei gilt: Naturbelassene Nahrungsmittel sind stets reich an Wasser, unserem wichtigsten Nährstoff. In den folgenden Listen werden Sie vielleicht so manche Obst- und Gemüsesorte finden, die ein kostbarer Schatz an Nährstoffen ist, auf Ihrem Speiseplan bislang aber gefehlt hat. Nutzen Sie die Listen, um auf Entdeckungsreise durch das Paradies köstlich gesunder Lebensmittel zu gehen. Wählen Sie aus, lassen Sie Ihre Fantasie beim Gestalten Ihrer Mahlzeiten spielen. Kombinieren Sie für eine Hauptmahlzeit einfach jeweils ein Lebensmittel aus allen drei Kategorien zu einem köstlichen, gesunden Essen und greifen Sie, wenn Sie einen Snack zwischendurch brauchen, am besten zu Nüssen und Kernen.

1 Kohlenhydratspender

- Einheimische Getreidearten:
  - Buchweizen
  - Dinkel
  - Gerste
  - Grünkern
  - Hafer
  - Hirse
  - Mais (Polenta)
  - Naturreis
  - Roggen
  - Weizen
  - Wildreis

- Exotische Getreidearten (aus dem Naturkostladen):
  - Amaranth
  - Couscous
  - Quinoa
  - Sorghum

- Kartoffeln
- Süßkartoffeln
- Vollkornprodukte jeder Art

2 Eiweißspender

- Fisch und Meerestiere:
  - Aal
  - Forelle
  - Garnelen
  - Heilbutt
  - Hering
  - Kabeljau
  - Krabben
  - Lachs
  - Makrele
  - Scholle
  - Seezunge
  - Steinbutt
  - Thunfisch
  - Tintenfisch

- Mageres Fleisch, Geflügel und Innereien:
  - Ente
  - Gans
  - Kalb
  - Lamm, Hammel
  - Leber
  - Nieren
  - Pute
  - Rind
  - Roastbeef
  - Schinken
  - Schwein
  - Wild

- Sonstige proteinreiche Lebensmittel:
  - Eier
  - Schafskäse
  - Sojabohnen
  - Tofuprodukte
  - Ziegenkäse

3 Vitamin- und Mineralstoff-spender

- Obst:
  - Ananas
  - Äpfel
  - Aprikosen
  - Avocado
  - Bananen
  - Birnen
  - Brombeeren
  - Datteln
  - Erdbeeren
  - Feigen
  - Grapefruit
  - Hagebutten
  - Heidelbeeren
  - Johannisbeeren
  - Kirschen
  - Kiwi
  - Litschi
  - Melonen
  - Mirabellen
  - Nektarinen
  - Orangen
  - Papaya
  - Pfirsiche
  - Pflaumen
  - Quitten
  - Stachelbeeren
  - Weintrauben
  - Zitronen

- Gemüse und Hülsenfrüchte:
  - Artischocken
  - Auberginen
  - Blumenkohl
  - Bohnen
  - Brokkoli
  - Erbsen
  - Fenchel
  - Grünkohl
  - Gurken
  - Karotten
  - Knoblauch
  - Kohlrabi
  - Kürbis
  - Lauch
  - Linsen
  - Mais

- Mangold
- Oliven
- Paprikaschoten
- Pastinaken
- Radieschen
- Rettich
- Rhabarber
- Rosenkohl
- Rote Bete
- Rotkohl
- Schalotten
- Schwarzwurzeln
- Sellerie
- Spargel
- Spinat
- Tomaten
- Topinambur
- Weißkohl
- Wirsing
- Zucchini
- Zwiebeln

- Salatgemüse:
  - Chicoree
  - Endivien
  - Feldsalat
  - Kopfsalat
  - Rucola

- Pilze:
  - Austernpilze
  - Champignons
  - Morcheln
  - Pfifferlinge
  - Reizker
  - Rotkappen
  - Shiitake
  - Steinpilze

4 Schnelle Kraft für zwischendurch

- Nüsse und Kerne:
  - Cashew-Nüsse
  - Erdnüsse
  - Haselnüsse
  - Kastanien
  - Kokosnuss
  - Kürbiskerne
  - Mandeln
  - Paranüsse
  - Pekannüsse
  - Pinienkerne
  - Pistazien
  - Sonnenblumenkerne
  - Studentenfutter
  - Walnüsse